健康ライブラリー　イラスト版

依存症がわかる本

防ぐ、回復を促すためにできること

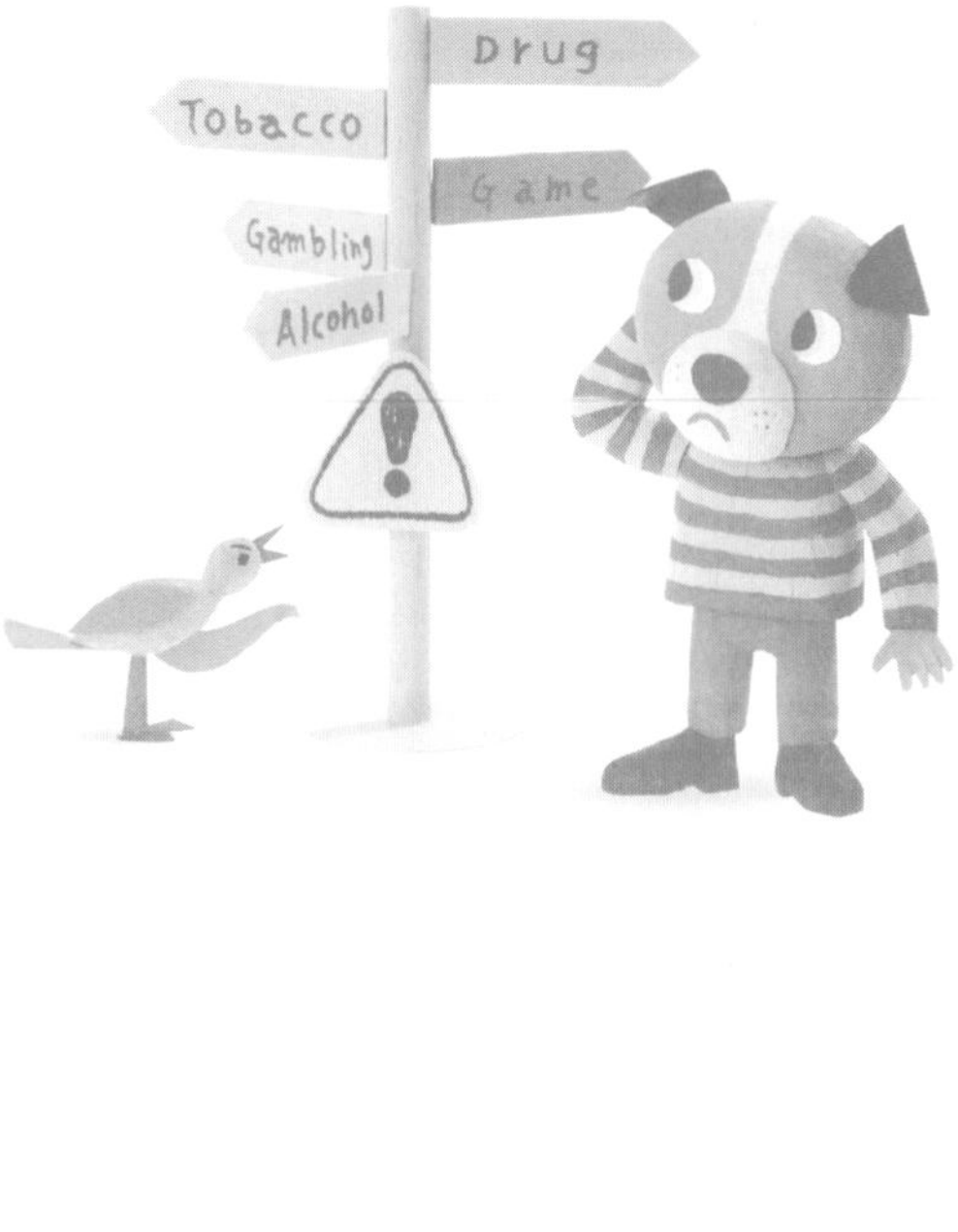

国立精神・神経医療研究センター
精神保健研究所薬物依存研究部部長
松本俊彦 監修

講談社

まえがき

「依存症」とは紛らわしい言葉です。あたかも「依存」が悪であるかのような誤解を招きます。曰く、「自立しなさい」「人に頼ってはいけない、迷惑をかけてはいけない」……などなど。

違うのです。そもそも、人はなにかに依存しないではいられない生きものです。朝、出勤前にコーヒーを飲み、休憩時間に紅茶とチョコで一服し、仕事帰りの電車でスマホゲームに没頭し、帰宅後にビールを喉に流し込みつつ、家族や友人、恋人に愚痴をこぼす……。そのようにして私たちは日々を生き延びています――そう、さまざまな物質や娯楽、そしてとりわけ身近な人とのつながりに依存しながら。これは依存症とはいいません。

考えてもみてください。アルコールやパチンコ、ゲーム経験者の大半は依存症にはなりません。意外に思うでしょうが、麻薬や覚醒剤でさえそうなのです。二〇一六年版国連薬物犯罪事務所報告書によれば、依存症になるのは「経験者の一割強」とされています。

では、依存症になるのはどのような人なのでしょうか？――それは、つらい気持ちをかかえている人や苛酷な環境・状況にいる人、あるいは、「自分には価値がない」「どこにも居場所がない」と感じている人、そして、それにもかかわらず、だれかに助けを求めることなく、物質や娯楽といった「モノ」だけで心の痛みをコントロールしようとする人です。おそらく彼らはいずれ「モノ」のコントロールを失い、健康や家族、友人、仕事を失う危機に瀕するでしょう。

その意味で、依存症とは「ヒト」に依存できない病気ともいえます。それなのに、頭ごなしに「ダメ。ゼッタイ。」などといわれれば、恥辱感や罪悪感からますます「ヒト」に依存できなくなります。その結果、「モノ」の苦痛緩和効果で一時しのぎする生き方にしがみついたまま、いっそう孤立を深めてしまいます。

私は、本書を通じて、少しでも多くの人に、「困った人は困っている人であること」、そして、「依存症は解決可能な問題であること」を知ってほしいと願っています。

国立精神・神経医療研究センター
精神保健研究所薬物依存研究部部長
松本 俊彦

依存症がわかる本
防ぐ、回復を促すためにできること

もくじ

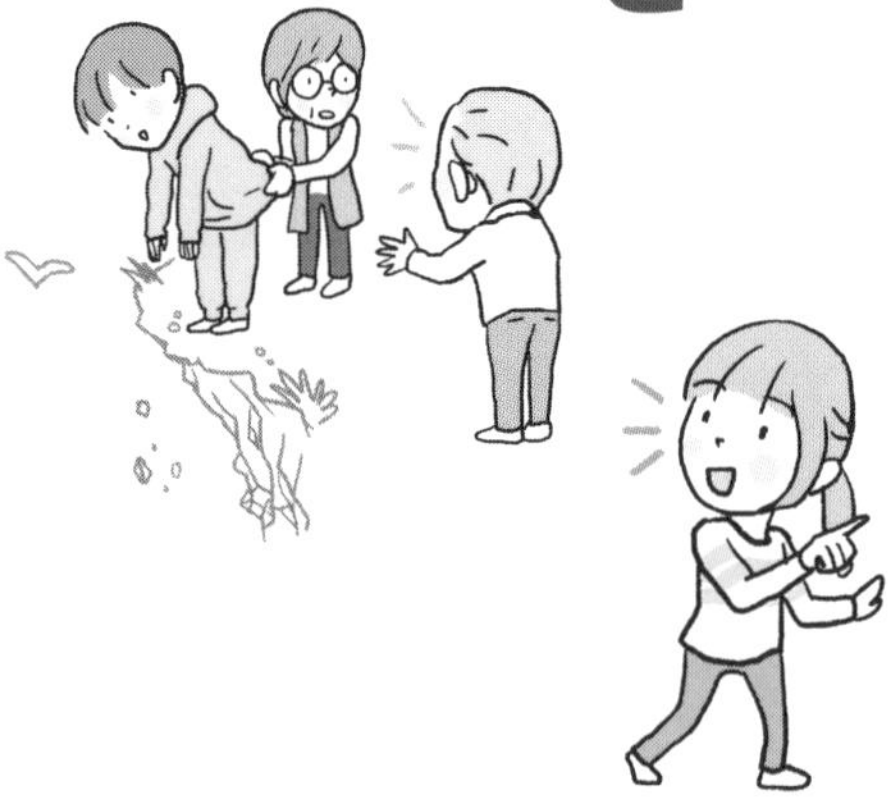

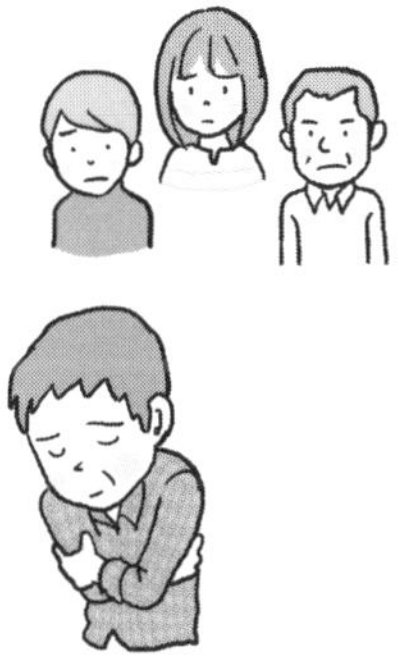

第2章 依存対象の特徴を知る……31

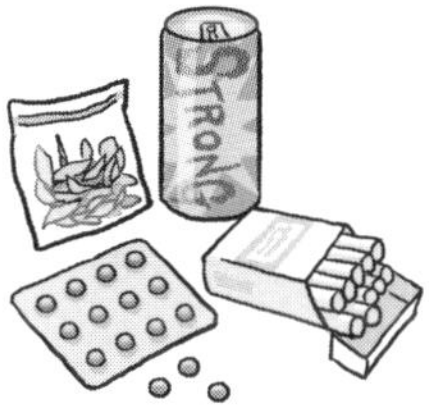

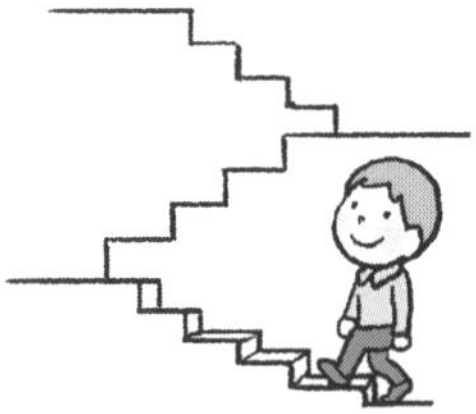

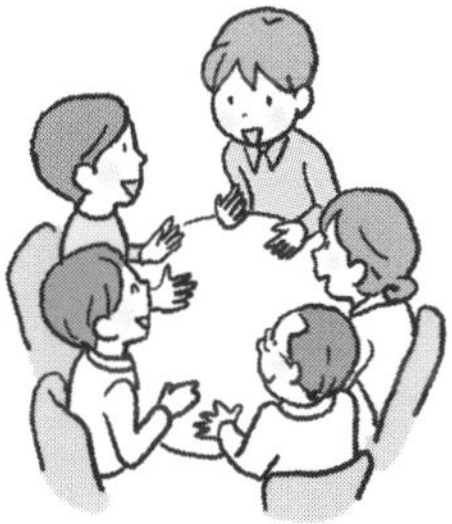

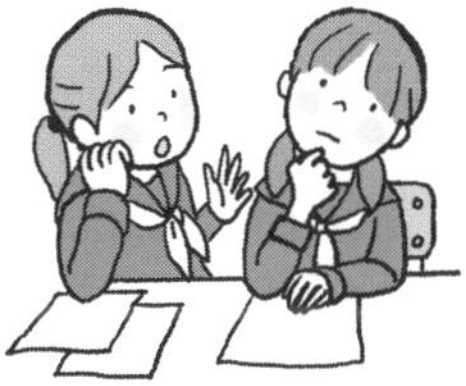

チェックしてみよう

依存症についてのよくある刷り込み、思い込み

アルコール、ギャンブル、ドラッグ（薬物）など対象はさまざまですが、依存症に対しては、実像とは少し違った見方が刷り込まれていることが多いもの。下記の項目について、あなたが「確かにそのとおりだ」と思うものはいくつあるでしょうか？

1
依存症は治らない。
再起は不可能

2
依存症者かどうかは見た目で判断できるものだ

3
違法薬物は一度使ったらやめられなくなり、依存症になる

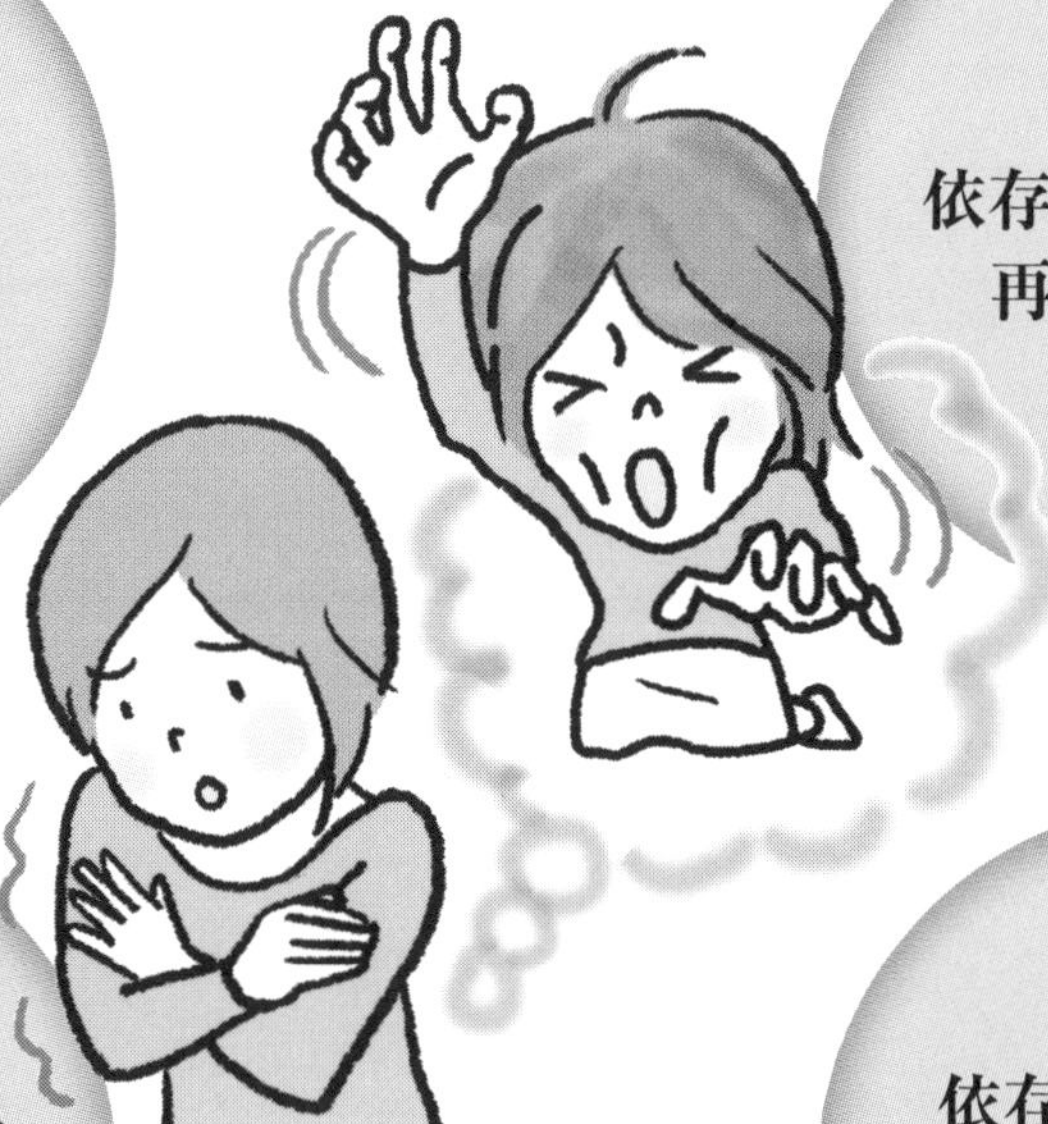

4
やめられない、再発をくり返すのは本人の意志が弱いからだ

5
依存症者、とくに薬物依存症者は暴力的で危険なふるまいをしやすい

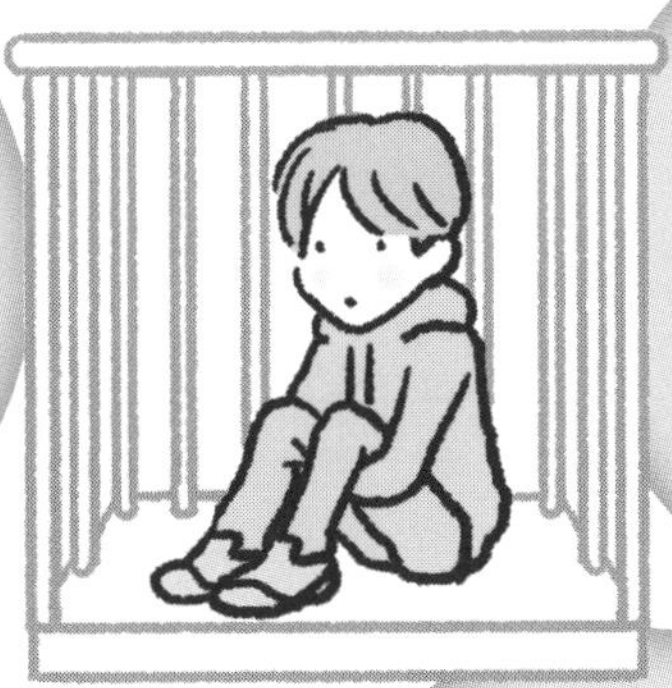

6
突き放すのが本人のため。家族でも恋人でも友人でも、早く関係を断つべき

7
違法薬物を使っているとわかったら、家族は警察に通報しなければならない

8
違法薬物を使って逮捕された人へのバッシングは、社会的な依存症予防につながる

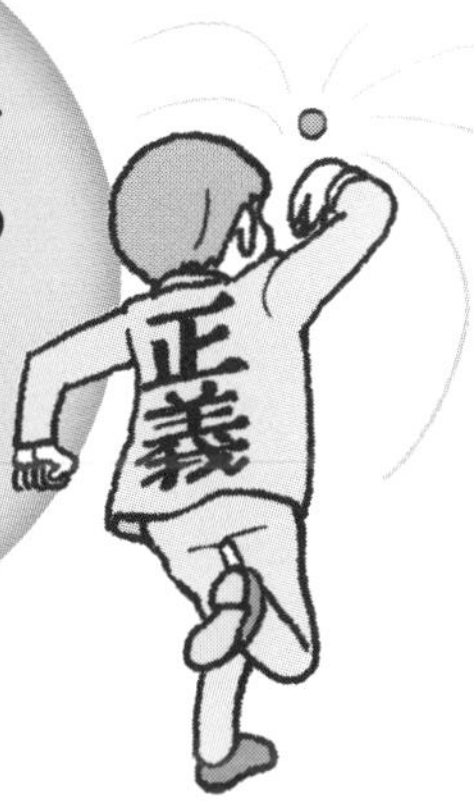

9
依存性の強い薬物は、法律で所持・使用を禁じられている

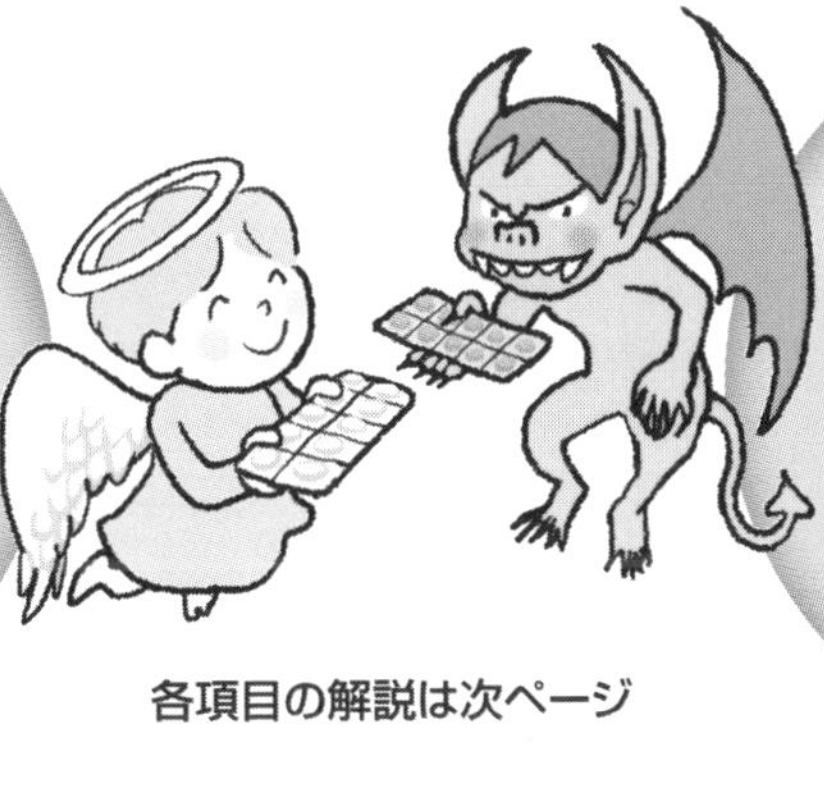

10
市販薬には依存症を引き起こすような成分は含まれていない

各項目の解説は次ページ

「すべて本当のこと」「正論だ」と思う人に提示したい、もう一つの視点

依存症は対応の難しい病気ですが、実態以上に恐れ、排除すべきものととらえることの弊害にも目を向ける必要があります。

1 依存症は「治る」とはいえません。しかし、依存症によって失った心身の健康や信頼の回復は可能です（→P52）。

2 怪物であるかのようなイメージは刷り込みの最たるもの。実際は、その人が依存症かどうかは見た目で判断できません（→P91）。

3 犯罪としての薬物乱用と、薬物乱用の結果生じる依存症には、ずれがあります。一度の使用でも犯罪となる場合もありますが、一度使えば必ず依存症になる、というわけではありません（→P13）。

4 依存症になると、脳の働き方に変化が生じます。自分の意志だけでコントロールするのは難しいのが依存症です（→P14）。

5 暴力事件の多くにアルコールの関与が認められることはわかっていますが、薬物使用と暴力の関連性は、明確に証明されているわけではありません（→P29）。

6 世話の焼きすぎはよい対応とはいえませんが、ただ突き放して孤立させるのも悪化のもと。依存症に詳しい支援者のサポートを受け、戦略的な対応をしていきます（→第4章）。

7 警察への通報は義務ではありません。状況によっては通報も選択肢の一つではありますが、まず精神保健福祉センターに相談するとよいでしょう（→P76）。

8 過剰な非難にあふれ、「自己責任」を強調する社会では、困っている人が助けを求めにくくなります。回復を妨げるばかりか、依存症になる人を減らすこともできません（→P92）。

9 なにを規制するかは、依存性の強さだけで決められたわけではありません。アルコールやタバコは法規制の対象外ですが、規制薬物並みの依存性があります（→P22）。

10 風邪薬やせき止め、カフェインの錠剤など市販薬の乱用で、依存症になる人もいます（→P44）。

第1章

「依存症」とはなにか

依存症は心の病気の一つです。
病気はなりたくてなるものではありませんが、
こと依存症に関しては、この原則が当てはまらない、
と感じている人も多いのでは?
しかし、「自己責任」と片づけられるものなのでしょうか?

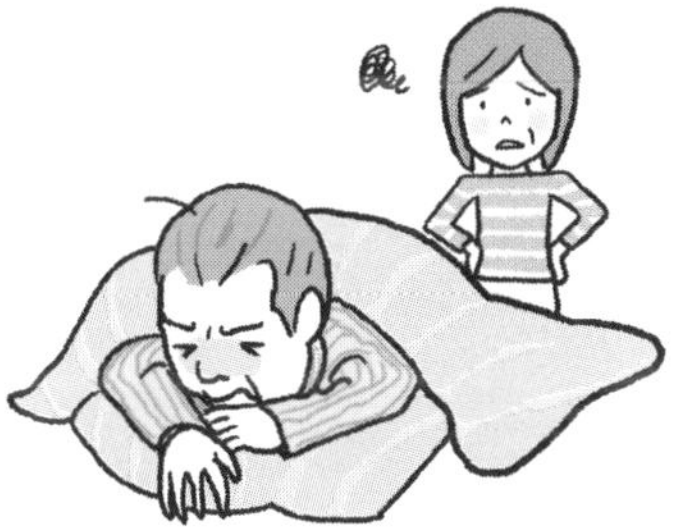

依存とは①

だれでも、なにかに依存しながら生きている

「依存」という言葉は、しばしば「自立していない」「弱い」などという非難めいたニュアンスで使われます。けれど、だれでもなにかを頼りに生きているもの。依存＝悪いこと、というわけではありません。

日常的にみられる依存的な行動

「依存」という言葉は、日常的には「ほかのなにかに頼って存在している」という意味で使われます。日常的にみられる依存的な行動が、すべて医学的な意味での依存（→P14）を生じさせるわけではなく、必ず依存症という病気につながるわけでもありません。しかし、まったく違うものだとも言い切れません。

タバコを吸う

仕事の合間に、あるいはホッと一息入れたいときに、タバコが吸いたくなる人もいるでしょう。ひと昔前は、職場の喫煙所などはコミュニケーションの場でもありました。

依存症としての側面もありますが、気分を切り替えるための有効な手段とされてきた面もあります。

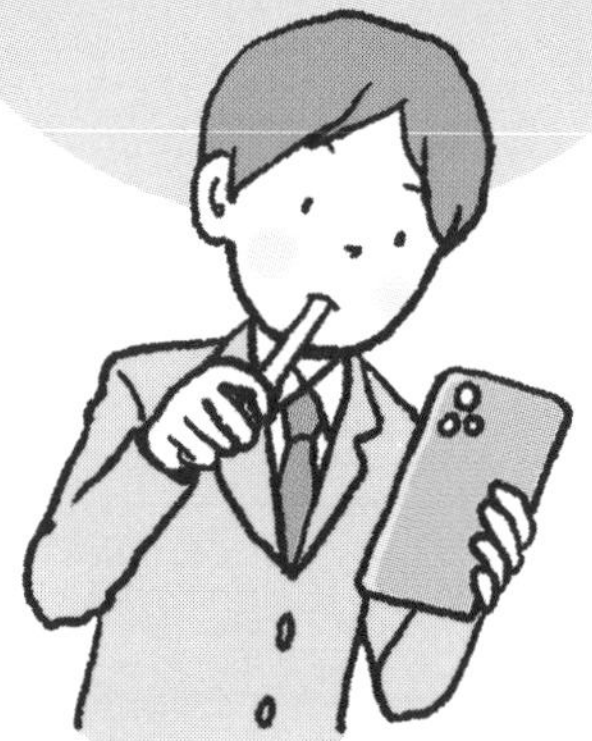

少しずつなら「よい依存」

いずれも依存的な行動ではありますが、気持ちを切り替え、仕事や勉強のパフォーマンスを維持するために役立っているなら、ただちに悪いものとはいえません。依存は依存でも、「よい依存」と考えてよいでしょう。

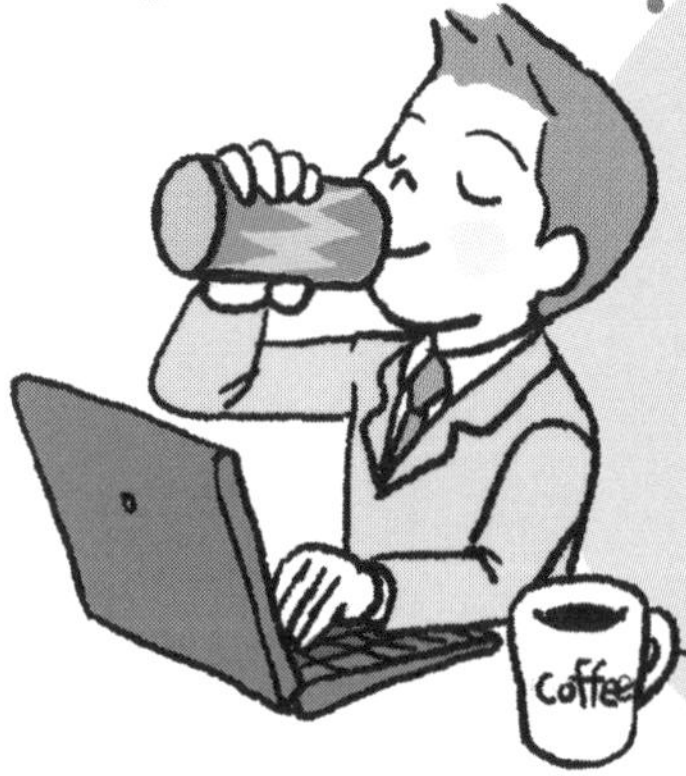

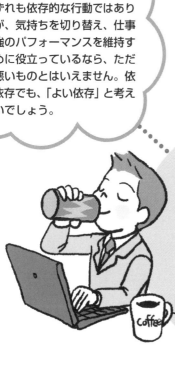

カフェイン飲料が手放せない

仕事中、もうひとがんばりしようというとき、濃いお茶やコーヒーなどを飲むという人も多いでしょう。カフェインの覚醒作用を期待してくり返される、依存的な行動ともいえます。

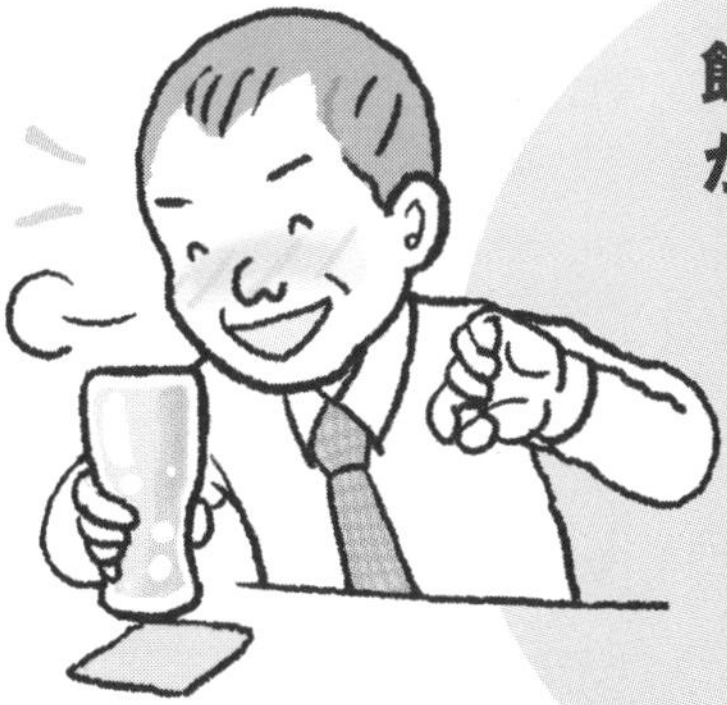

飲酒を楽しみにがんばっている

仕事のあとの一杯を楽しみに一日を乗り切っているという人も、飲みながらワイワイ話すことで明日への活力を養っている人も、「アルコールの力に頼っている」という面があります。

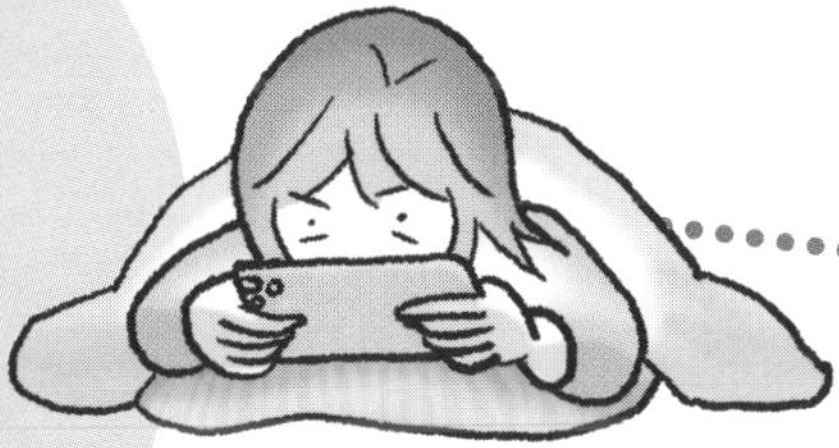

寝る間を惜しんでスマホ利用

寝不足になろうとも、ゲームをしたい、SNS、動画などのチェックは欠かせないという人も多いでしょう。スマホがそばにないと不安になるくらい、頼りにしている人も少なくありません。

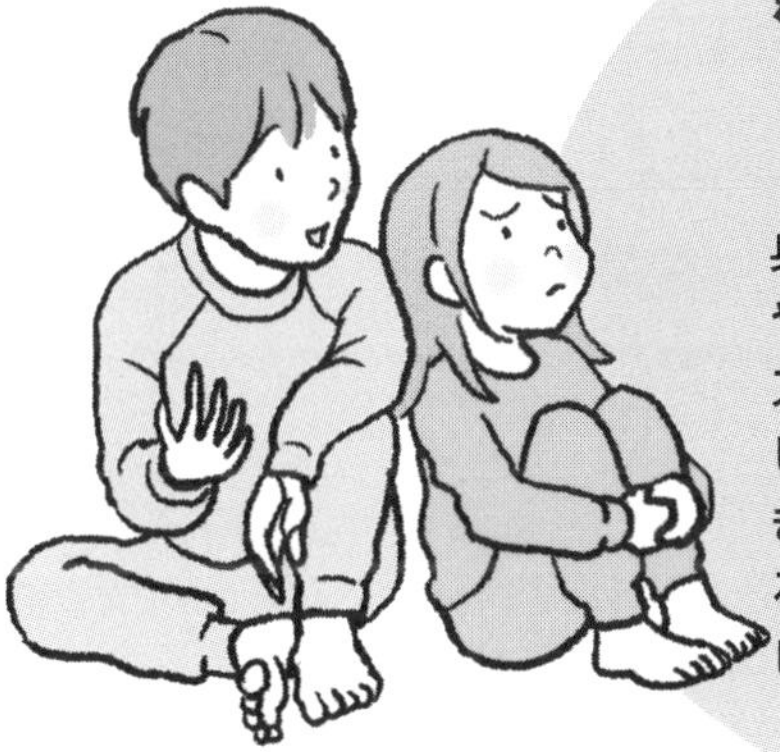

愚痴やぼやきを聞いてもらう

家族や友人、恋人など、身近な人に、愚痴ったりぼやいたりして、心のバランスを保っている人もいるでしょう。いやな気持ちを吐き出せる、受け止めてくれる人の存在は、大きな癒やしになります。

依存することで人はなんとか生きている

仕事や勉強、家庭の切り盛りなど、生活していくうえで、だれしも「これがあるからなんとかやっていける」というものがあるのではないでしょうか。

それは、いやな気分を忘れさせてくれるもの、ほかの人には言えずにがまんしていたことを聞いてくれる人かもしれません。あるいは、努力や成果に対する他者からの評価、賞賛が原動力になっている人もいるかもしれません。いずれにしろ、自分以外のなにか、あるいはだれかに少しだけ自分を預け、支えてもらっている状態といえます。

見方によっては依存した状態ともいえますが、いろいろな形で少しずつ支えてもらうことで、人はなんとか生きているものなのです。

依存とは②

一点に集中すると「悪い依存」になりやすい

「これがあるからがんばれる」と頼ってきたものでも、頼りすぎると弊害が生じやすくなります。弊害が大きすぎれば、もはや「よい依存」とはいえません。

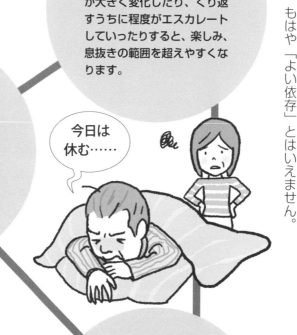

「悪い依存」ととらえるべき目安

頼りにするものがあること自体が悪いわけではありません。しかし、なんでも「それだけ」でやりすごそうとすると「悪い依存」に転じやすくなります。

適切な範囲を明らかに超えている

それに没頭することで気分が大きく変化したり、くり返すうちに程度がエスカレートしていったりすると、楽しみ、息抜きの範囲を超えやすくなります。

生活にマイナスの影響が生じている

それをすることが最優先の生活になると、本来自分が果たすべき仕事に支障をきたしたり、周囲の人を巻き込むトラブルが生じたりしやすくなります。

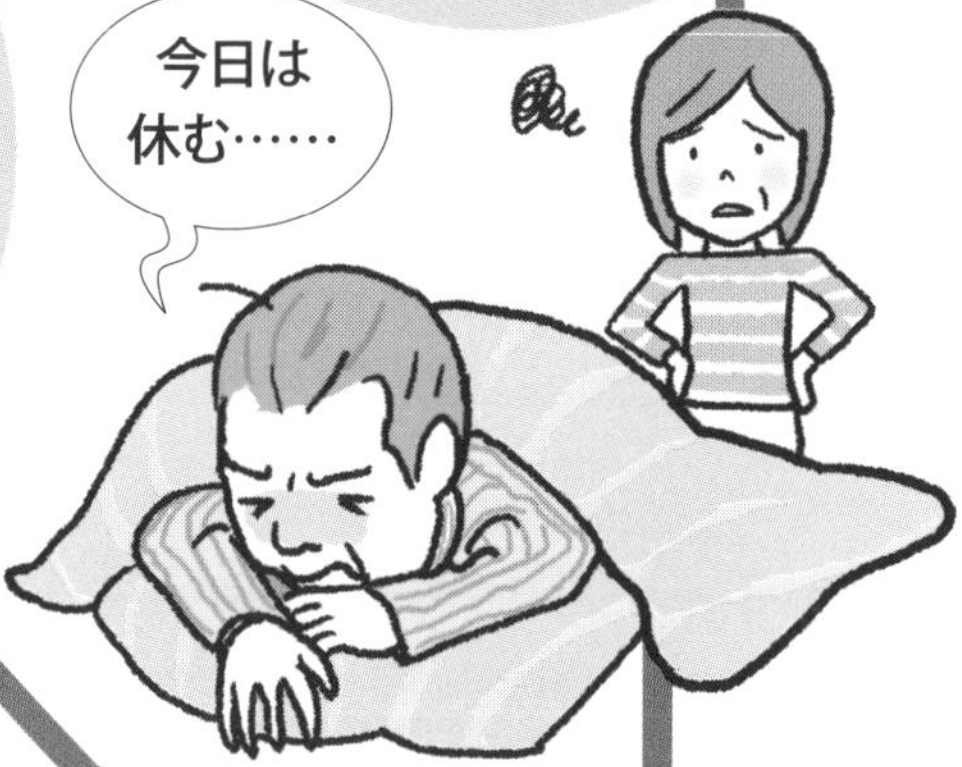

自分ではコントロールがきかない

「それをしたい」という強い欲求が生じ、やめようと思っても自分ではコントロールがきかなくなります。

「それだけ」になるとバランスを失ってしまう

日常的にみられる依存的な行動が、「よい依存」の範囲にとどまっていればよいのですが、「それだけ」に一点集中し、生活のバランスも、心のバランスもとりにくくなっているようなら、もはや「よい依存」とはいえません。「悪い依存」ととらえるべきでしょう。「悪い依存」は、心身両面に変化をもたらします。医学的に依存症（物質使用障害など→P17）と診断されるような状態になっているおそれもあります。

依存症・乱用・中毒の違いと関連

依存症は、急に発症するものではありません。特定のものの使用や特定の行為を続けた結果、生じるものです。

また、アルコール依存症は、俗にアルコール中毒、薬物依存症は薬物中毒などといわれることもありますが、依存症と中毒が示す状態は異なります。

乱用
本来の目的や、社会のルールから外れた用い方をすること

依存症
脳の働き方に変化が生じ、やめよう、控えようと決意しても自分の意志ではコントロールできなくなる状態

急性中毒
薬物による直接的な薬理作用によるもの。生命に危険が及ぶこともある

中毒
毒（＝薬物）によって生じる身体的に危険な状態

慢性中毒
乱用が続くことで生じる慢性的な変化。乱用を中止しても続く場合がある

要注意サイン

本人は、生活上の問題は「たまたま」生じたことであり、自分を支えてくれている「それ」のせいではないと思っているかもしれません。しかし、生活面に悪影響が及んでいるようなら、もはや「よい依存」とはいえません。依存症として対応していく必要があります。

- □遅刻・欠勤をくり返している
- □家族との関係が悪化している
- □暴力や借金などを重ね、トラブルになっている
- □ひんぱんに事故を起こしている
- □健康状態が悪化している

依存症になると

「それ」がないと体も心も苦しくなる

依存症は、脳の働き方に変化が生じた状態ととらえられます。心身両面に変化がみられますが、より問題になるのは心の依存、つまり精神依存です。

依存の生じ方は2つに大別できる

医学的な意味での依存は、体に生じる影響と心に生じる影響の2つに分けてとらえられます。

身体依存

脳の働きを担う中枢神経系に直接作用を及ぼす物質（薬物など）の使用をくり返していると、身体的な変化が生じます。正常な反応ではありますが、耐性や離脱が生じると、常用しているものを減らしたりやめたりするのが難しくなります。

耐性

中枢神経系は、その働きを一定に保とうとするため、特定の薬物の使用が続くとそれがある状態に適応していきます。その結果、十分な効果を得るためにより多く、あるいはより作用の強いものを求めるようになることもあります。

離脱

それがある状態に適応しているため、いきなりなくなると、その薬物がもたらす作用と反対の状態になり、さまざまな症状が現れます。

心の依存でも生じうる

精神依存

脳の働きが変化することで生じる心の依存。依存対象となっているものを手に入れたい、それをしたくてたまらないと渇望し、コントロールがきかなくなっている状態です。

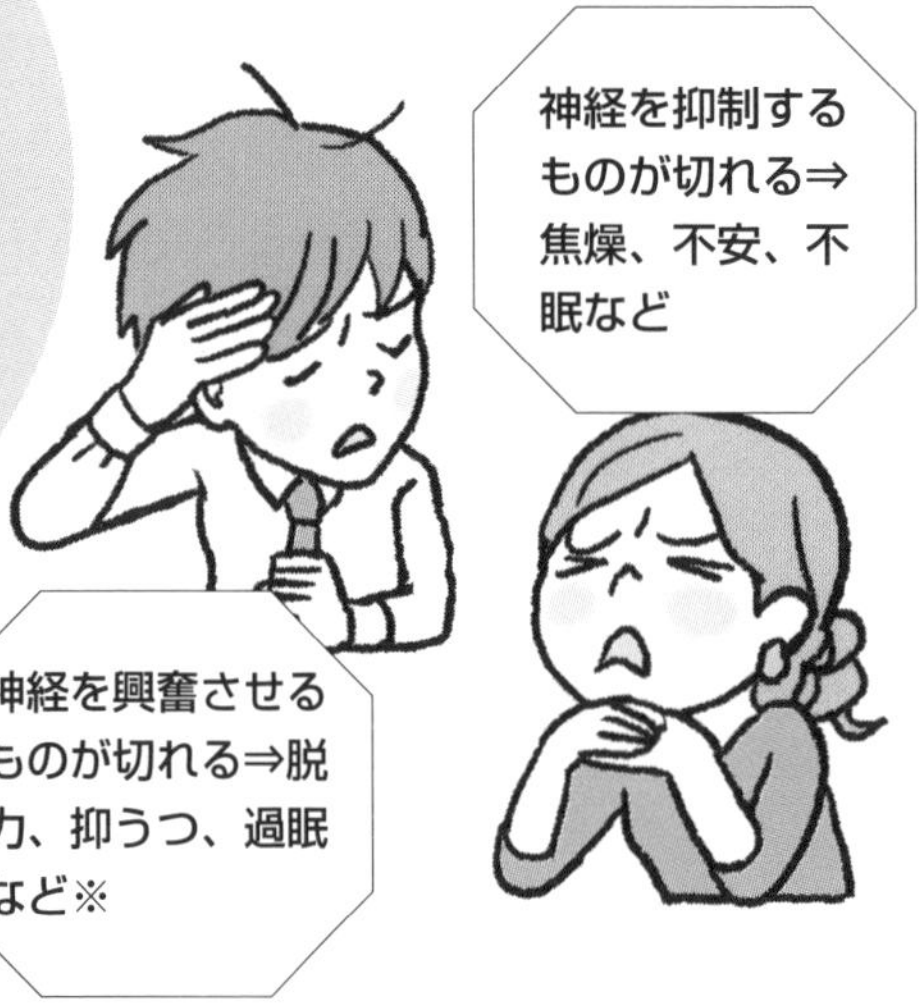
神経を抑制するものが切れる⇒焦燥、不安、不眠など
神経を興奮させるものが切れる⇒脱力、抑うつ、過眠など※

※もともとあった症状が強まる反跳現象として、同様の症状が現れることもある

依存症の脳に起きていること

依存対象となるものや行為は、「報酬系」といわれる脳内の神経回路に影響を与えます。それが依存対象となるものを欲してやまない状態をまねくと考えられます。

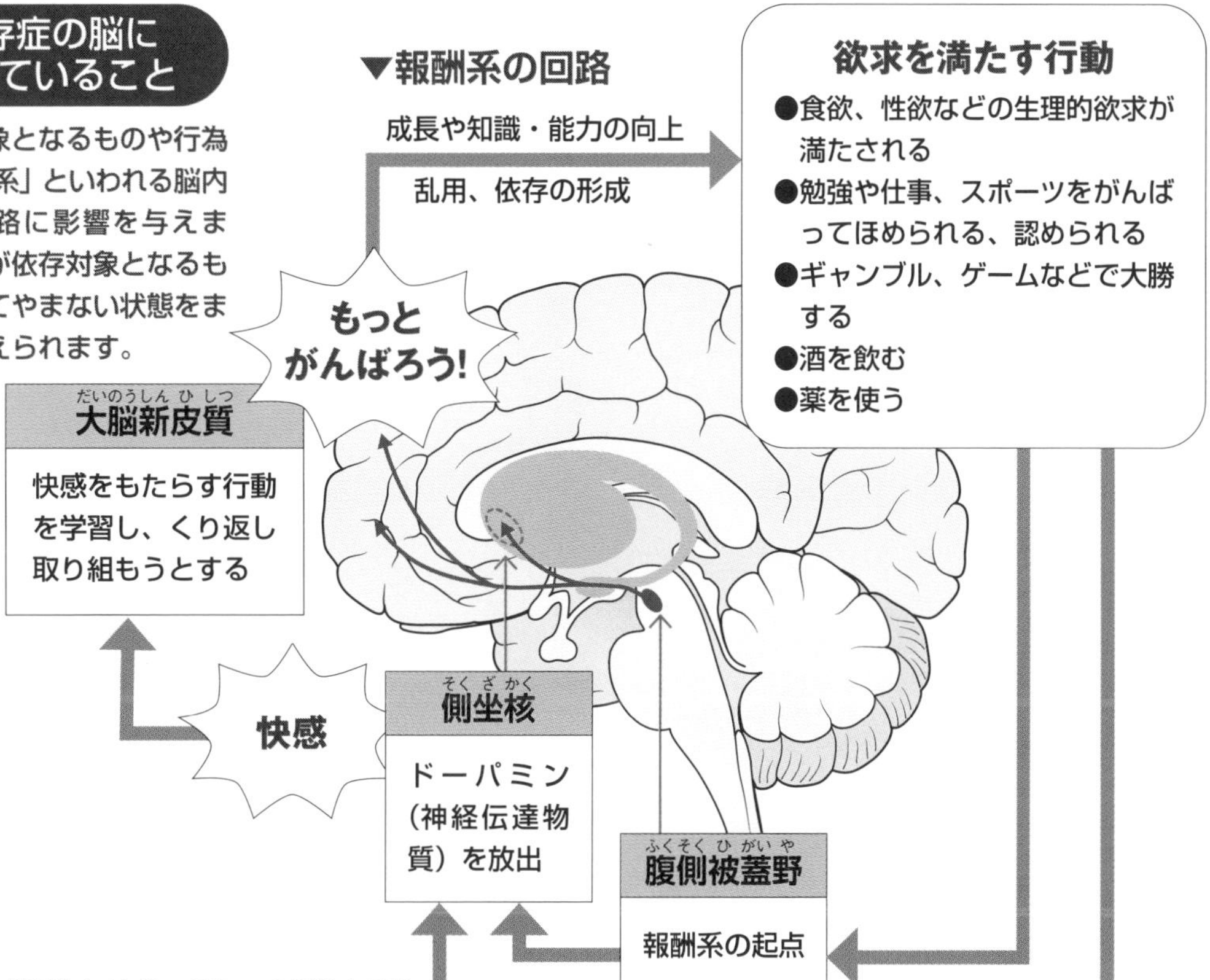
▼報酬系の回路
成長や知識・能力の向上
乱用、依存の形成
欲求を満たす行動
●食欲、性欲などの生理的欲求が満たされる
●勉強や仕事、スポーツをがんばってほめられる、認められる
●ギャンブル、ゲームなどで大勝する
●酒を飲む
●薬を使う
もっと がんばろう!
大脳新皮質《だいのうしんひしつ》
快感をもたらす行動を学習し、くり返し取り組もうとする
快感
側坐核《そくざかく》
ドーパミン（神経伝達物質）を放出
腹側被蓋野《ふくそくひがいや》
報酬系の起点

依存性薬物にはドーパミンの活性を直接的、間接的に高める働きがある（→P27）

依存症の本質は心に生じる依存

依存症は、体の依存（身体依存）と心の依存（精神依存）に分けてとらえることができますが、依存症の本質はなにかといえば、心の依存だといえます。

たとえば、代表的な依存性薬物である覚せい剤には強い精神依存がみられますが、じつは身体依存は生じにくいのです。

同じく依存性薬物であるモルヒネは、進行したがんの痛みなどを緩和するために医薬品として用いられることがあります。この場合、ほぼ全例に身体依存が認められますが、管理しながら使っているかぎり、「薬物依存症」ととらえて対応する必要はありません。

また、ギャンブルなどの行為は、依存性薬物のような直接的な薬理作用があるわけではないのですが、依存が進むと脳の働き方が変化し、耐性や離脱が生じます。それが心の依存を強めることにつながっています。

「もの」でも「行為」でも根っこは同じ

依存対象になりやすいものは、アルコールや薬物などの物質に限りません。報酬系の強化につながる特定の行為に依存が生じることもあります。

診断基準に挙げられている依存対象

診断基準として広く用いられている「精神疾患の診断・統計マニュアル（DSM-5）」や「国際疾病分類（ICD-11※）」では、次のようなものや行為が取り上げられています。

※2022年発効予定

ものへの依存

病的な依存をまねきやすいもの（物質）として、以下のようなものがあります。

- ●アルコール
- ●違法薬物（覚せい剤、大麻、幻覚薬など）
- ●オピオイド（狭義の麻薬→P38）
- ●有機溶剤（トルエン、シンナーなど）
- ●ニコチン
- ●カフェイン
- ●鎮痛薬・睡眠薬・抗不安薬

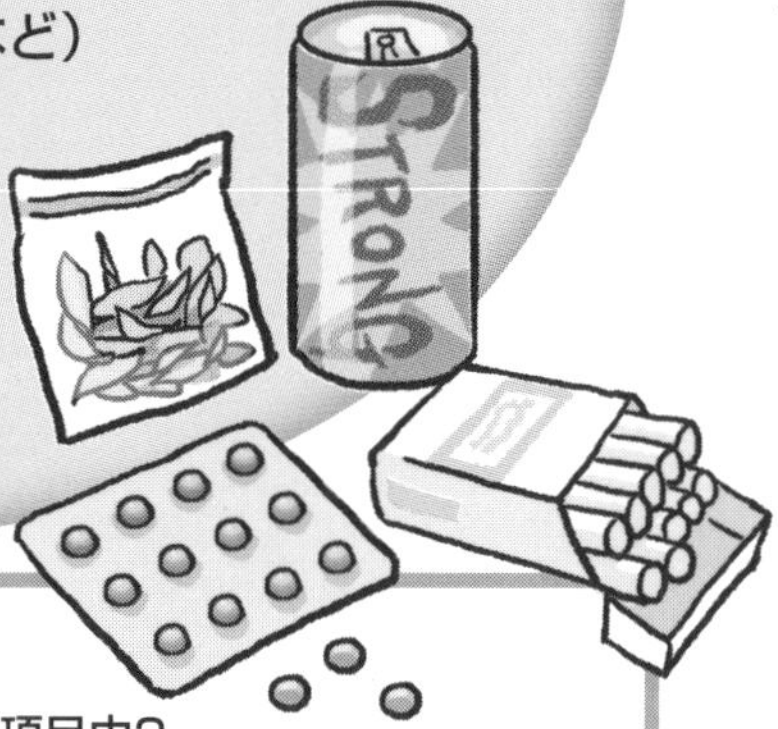

▼診断の目安

DSM-5では、12ヵ月以内の間に下記の11項目中2項目以上がみられる場合に「物質使用障害」とされます。

- □当初の思惑より量が増えたり、長期間使用したりする
- □やめよう、制限しようと努力したり、それに失敗したりしている
- □その物質に関連したこと（入手、使用、影響からの回復）に多くの時間を費やす
- □それを使うことへの渇望や強い欲求がある
- □物質使用の結果、社会的な役割を果たせていない
- □社会・対人関係の問題が生じたり、悪化したりしているにもかかわらず、使用を続ける
- □物質使用のために重要な社会的、娯楽活動を放棄または縮小する
- □身体的に危険な状況であっても、使用をくり返す
- □心身に問題が生じたり悪化することを知っていながら、使用を続けている
- □反復使用により効果が減ったり、そのせいで量が増えたりしている
- □やめたり減らしたりすると離脱症状が出る。またはそれを避けるために再使用する

報酬系を手っ取り早く活性化させる手段

私たちの脳は、報酬系を刺激するようなものや行為を好んで求めるようにプログラムされていますが、通常はほどほどにとどめておけます。それができず、特定のものの使用や行為ばかりに集中し、コントロールできなくなっていくのが依存症です。

一般的な意味での依存は、愛用品や趣味、親しい人などあらゆるものが対象になりうるのですが、医学的な診断の対象は、特定のものや行為に限定されます。

特定のものや行為に対し、一定の基準を満たしている状態であれば、「物質関連障害および嗜癖《しへき》性障害」（DSM－5）、あるいは「物質使用障害または嗜癖行動障害」（ICD－11）と診断されます。

ものにせよ行為にせよ、本人にとっては報酬系を手っ取り早く活性化させ、解決しにくい問題から解放されたような気になる手段となっている点は共通しています。

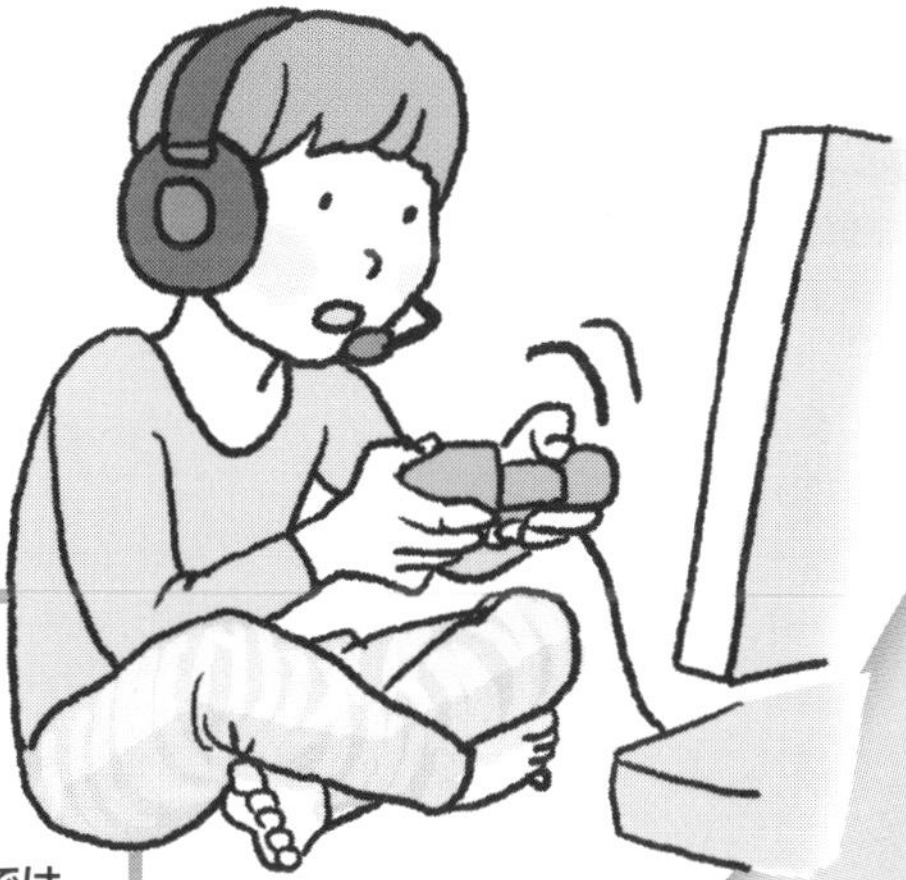

行為への依存

依存をまねきやすい物質をくり返し使用したときと同じような状態になりやすい行為として、診断基準には以下のものが挙げられています。

- ギャンブル
- インターネットゲーム（DSM-5では検討段階）
- ゲーム（ICD-11）

ほかにもある依存的な行動

DSM-5やICD-11では取り上げられていませんが、以下のような行為のくり返しにも、依存症に共通する面があると考えられます。

- 買いものによる浪費、借金
- 過食・拒食・ダイエット
- 自傷行為
- 恋愛・性行為
- 仕事・運動

など

はまるしくみ①

認められる、つながるうれしさが入り口に

依存対象となりやすいアルコールや薬物は、なにを体験したかも重要ではありますが、それをどのように体験したかが、はまりやすさに大きく関係します。

初体験は往々にして拍子抜け

たとえば酒の味を最初から楽しめる人は多くはないでしょう。いわゆるドラッグも、初めはその効果がよくわからないことが多いようです。「こんなものか」と感じたり、気分が悪くなったりすることもあります。

最初の報酬は社会的なもの

アルコールでも、いわゆるドラッグでも、初めてそれを体験するときはたいていだれかといっしょです。人とつながる喜びが、依存症の入り口になっていることが少なくありません。

社会的な報酬

楽しい時間の共有

体験したもの自体のよさはよくわからなかったとしても、いっしょに楽しんだという仲間意識は強まります。

人から認められた、人から評価されたという喜びが、報酬系の強化につながっているといえます。

仲間として認められた

居場所ができた

絆が深まった

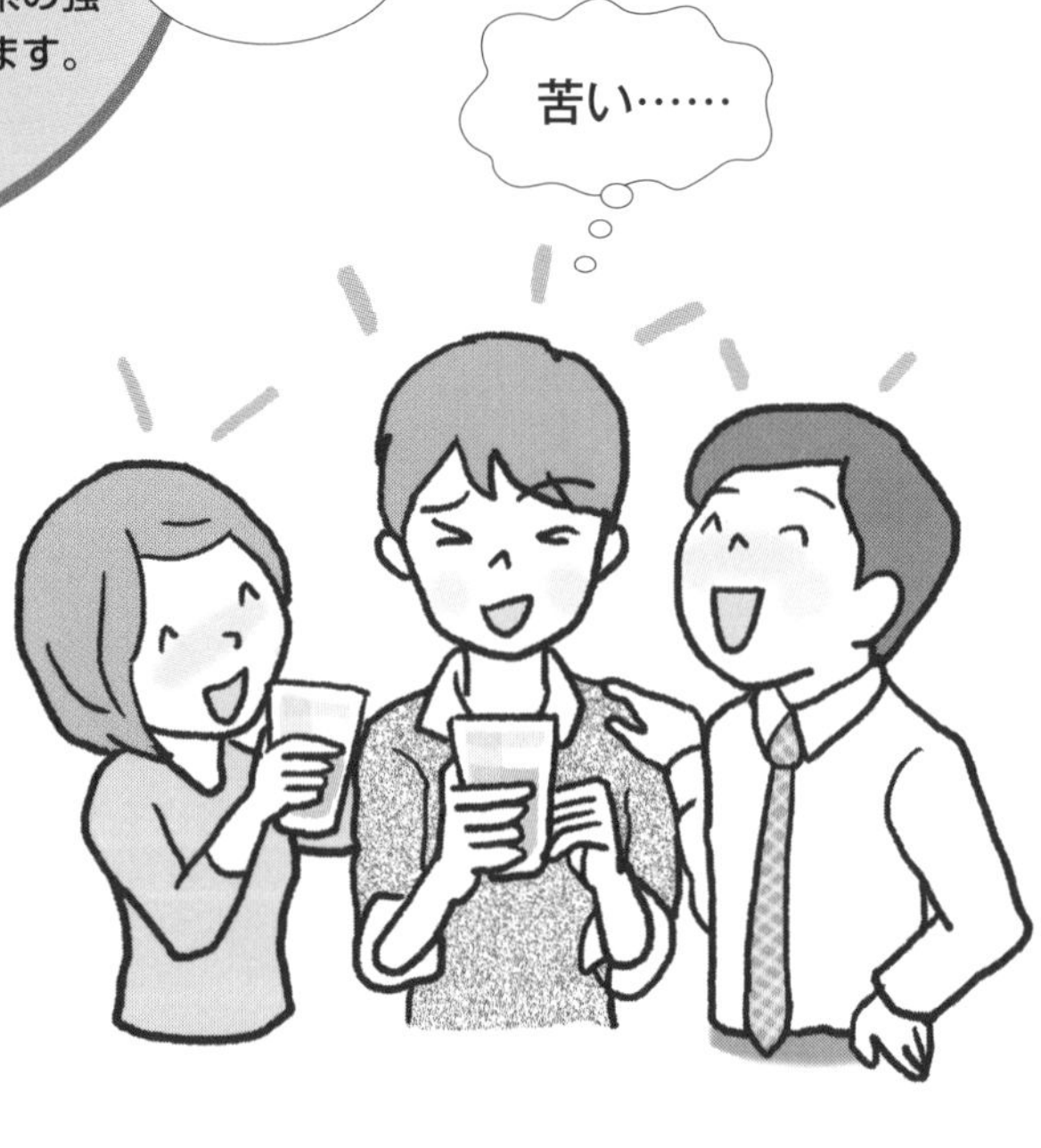

最初から薬理作用に夢中になるわけではない

依存対象になりやすいものや行為は、いずれも脳の報酬系の強化につながります。しかし、直接的な薬理作用をもつアルコールや薬

もう1回くらいなら……

つながりを求める気持ちが強い人、ふだんはなんでも一人でかかえ込みやすい人ほど、「あのときはよかった」という思いが強くなりがちです。

「酒の席の雰囲気が好き」と、アルコールにはまり始める人もいれば、「たいしたことはなかったから、いつでもやめられる」と薬物にはまっていく人もいます。

依存対象そのものによる作用

薬理作用による報酬

くり返すうちに、アルコールや薬物そのものの薬理作用に依存が生じやすくなります。その作用を得ることを目的に使うようになれば、依存が進んでいきます。

物であってさえ、最初に体験した時点でだれもがその効力のとりこになり、必ず依存症に進んでいくというものではありません。

　最初に得られる報酬は、多くの場合、人とのつながりを実感できるという社会的な喜びです。日頃は人とのつながりを感じにくい、楽しいと感じることが少ない人ほど、そのものや行為によって得られた感覚は手放しにくいものでしょう。「もう一度」が重なり、乱用につながっていく場合も多いのです。

「秘密の共有」は強固なつながりをもたらす

　人との絆を深めるのに有効なことの一つが秘密の共有です。そこに、違法薬物が登場することがあります。

　ふだん「居場所がない」と感じている人が、夜の街やネット空間などをさまようなかで、初めて意気投合する人、ありのままの自分をさらけだしても大丈夫だと思うような人と出会い、その人から勧められる——そんなふうにして違法なものと出会うことが少なくありません。

　合法的なものであれ違法なものであれ、はまるしくみは基本的には共通しますが、違法薬物を使い始めるときは、ある意味覚悟が必要です。だからこそ、それを勧め、いっしょに体験する人との絆が深まるように感じやすく、はまる入り口になりやすいのです。

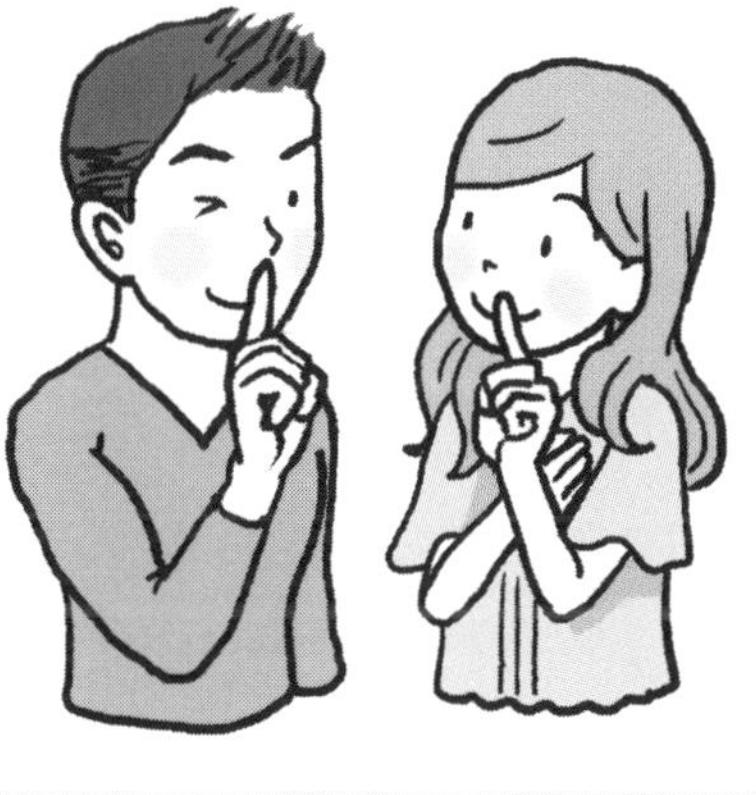

はまるしくみ②

否認と嘘の果てに孤立し、ますます深みに

初めは、人とつながる喜びをもたらしてくれていたものであったとしても、ずっとその状態を維持することはできません。それにはまり込めば、人とのつながりは断たれやすくなります。

深みにはまる流れ

どうも最近、特定のなにかにのめり込みすぎていると感じても、そこで引き返せないのが依存症です。

「心の依存」が強まると……

これさえあれば、これさえできればいい、自分にとってメリットが大きいと感じ、デメリットはみえなくなっていきます。

「それ」が最優先になる

それを得ること、することが最優先になり、自分にとって「大切なもの」の順位は大きく変わっていきます。

探索行動がみられるようになる

依存対象がものであれば、それをなんとしても手に入れたいと考え、どんな状況でも探し求めようとする行動がみられます。

それでも「まだ大丈夫」と否認する

四六時中そればかりしているわけではないし、やめようと思えばやめられる。ただ好きなだけ、と考えがち。病的な状態だとは自覚しにくい人が大半です。

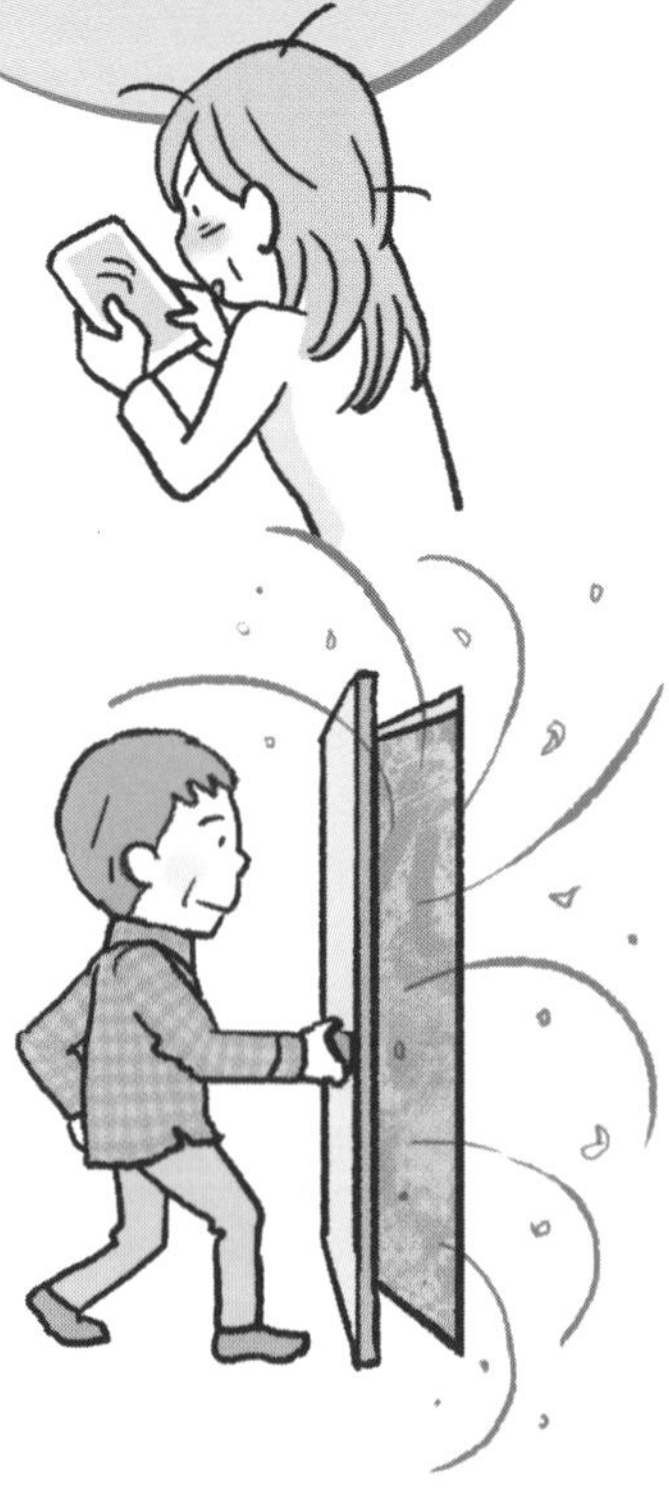

「大切なもの」の順位が変わっていく

対象はなんであるにせよ、特定のものや行為を乱用するようになるのは、それで得られるメリットが大きいと感じているからです。どこかの段階で、続けるメリットよりデメリットのほうが大きいと気づけば、深みにはまらずに済むかもしれません。

しかし、心の依存が生じると、それを続けること以上に大事なも

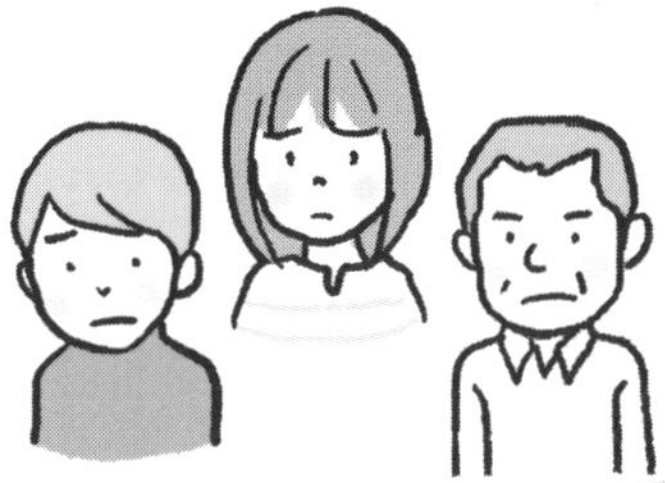
いい加減にしてほしい!

二次的な問題が起こりやすくなる

仕事や学業などに支障をきたしたり、借金を重ねるようになったり、健康状態の悪化をまねいたりするなど、二次的な問題が生じやすくなります。

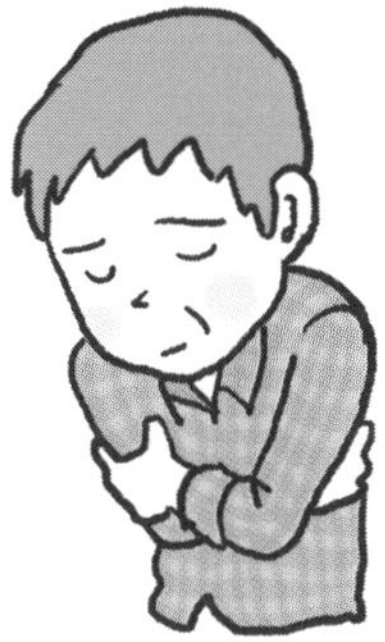
家族には悪いと思っているけど……

周囲の人との関係が悪くなる

二次的な問題やたび重なる嘘で、周囲の人が困ることも少なくありません。身近な人との関係は悪化しやすくなります。それを続けさせてくれる人とだけつきあう、続けやすい環境に身を置くなどということもあります。

嘘を重ねる

身近な人に嘘をついてでも、それを続けるための時間をつくろうとしたり、お金を工面したりするようになります。

その日は出張で……

孤立していく

違法なものに依存している場合はとくに、身近な人には隠しておきたい、とやかく言われたくないという思いが強く、自分からつながりを断っていくこともあります。

これさえあれば……

ますます「それ」にのめり込む

支えを失い、あるいは自ら断ち、ますます「これしかない」「これさえあればいい」と、それにのめり込んでいきやすいのです。

のはなくなってしまいます。家族や仕事、勉強、健康などは二の次、三の次。最初の頃に感じていた人とつながる喜びでさえ、意味を失っていきます。とくにアルコールや薬物の場合、だれかといっしょに楽しもうとすると、その分、費用がかさみやすくなります。余計な出費をするくらいなら、それを続けるための資金にまわそうという発想になりやすいのです。

入り口は人とつながる喜びであったのに、それを続けるために自ら進んで孤立していくようになるのが、依存症の実態なのです。

なりやすさ①

依存対象の性質にもよるが、それだけじゃない

ものや行為によって、依存を生じさせる力、依存性の強さは異なります。ただ、それを経験した人が依存症になるかどうかは、依存対象の性質だけで決まるわけではありません。

依存対象そのものの性質

依存対象となるものには、たとえばヘロインのような強い依存性をもつ薬物がある一方で、インターネット・ゲームのように、多くの人が、それだけに依存することなく楽しんでいる行為もあります。一般的には、依存性が強いものほど依存症をまねきやすいといえます。

なりやすさを決める要因

同じ体験をしても依存症になる人もいれば、ならない人もいます。それは、依存対象の性質以外にも、なりやすさを決める要因があることを示しています。

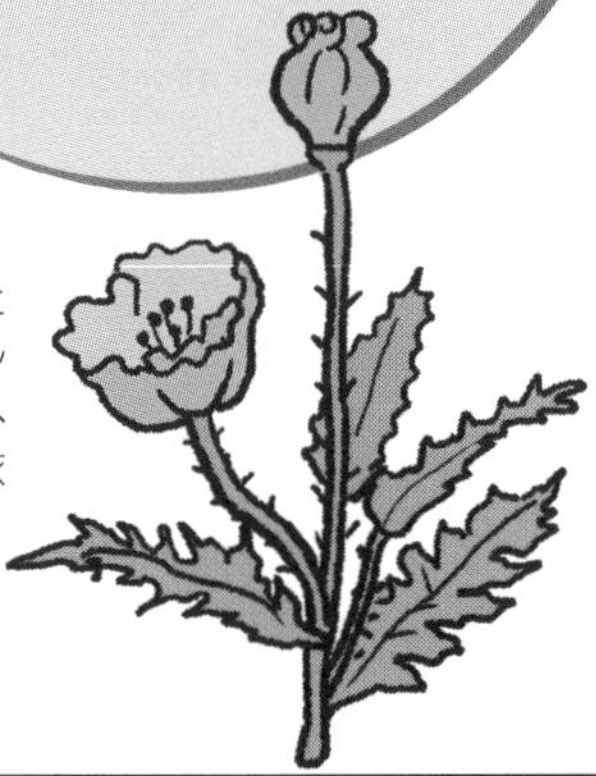

ケシの実の汁を乾燥させたあへんからつくられるモルヒネ、モルヒネを精製したヘロインは、とくに強力な依存性をもつ

▼依存性薬物の依存性の強さ

中枢作用	薬物のタイプ	精神依存	身体依存
抑制	あへん類（ヘロイン、モルヒネなど）	+++	+++
	バルビツール酸系薬物	++	++
	アルコール	++	++
	ベンゾジアゼピン系薬物	+	+
	有機溶剤（トルエン、シンナー、接着剤など）	+	±
	大麻※	+	±
興奮	覚せい剤（メタンフェタミン、MDMA※など）	+++	−
	コカイン	+++	−
	ニコチン	++	±
	LSD※	+	−

※幻覚の起こりやすさは大麻++、MDMA+、LSD+++
（和田清『依存性薬物と乱用・依存・中毒』をもとに作成）

薬物依存症のかげに心の病気があることも

薬物依存症として治療を受けている人の過半数に、他の精神障害の合併が認められています。その多くは、精神的な問題が先にあり、その症状の緩和をはかる目的で、アルコールや医師の処方に沿わない薬物の使用が始まっています。

- 気分障害（うつ病・双極性障害など）
- PTSD
- 統合失調症

本人側の要因

依存症の人にみられる傾向として、下記のようなものが挙げられます。生きづらさを強く感じている人ほど、特定の依存対象にのめり込みやすく、依存症になりやすいといえます。

- ●自尊心・自己評価の低さ
- ●将来の不安
- ●人間関係のトラブルによる苦痛・孤立
- ●社交場面での緊張
- ●ストレスの大きい職場環境
- ●精神障害の併存

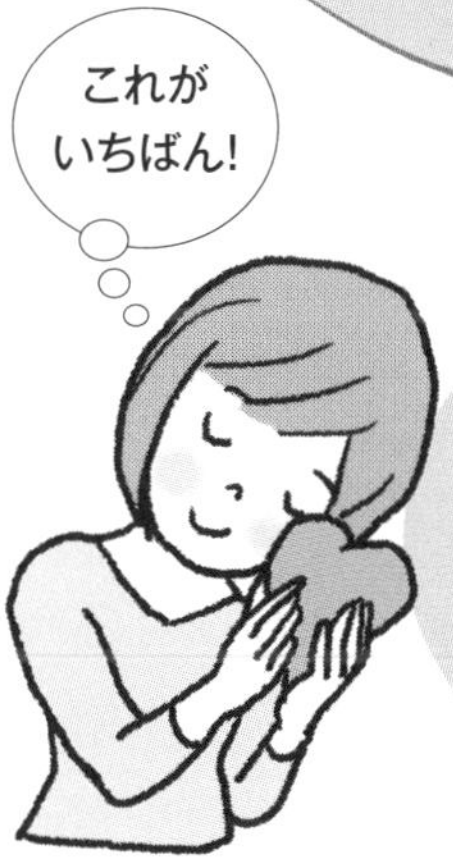

相性

だれもが同じものに、同じように引きつけられるわけではありません。対象となったものと本人との相性、さらには入手しやすいものかどうかも影響します。

苦痛をやわらげるものや行為に飽きる人はいない

人は本来、飽きっぽいものです。快楽を得るだけが目的の行動には、一時は夢中になっていてもそのうち飽きが生じ、別のなにかに関心が移るのが通常のパターンです。

しかし、「これをすると苦痛がやわらぐ」というものに飽きることはありません。依存対象となっているものや行為が、本人にとって自分のつらさを取り除いてくれる特効薬として機能していれば、簡単には手放せなくなります。

依存性が強いものは、その性質ゆえに依存症へと進みやすいのは確かです。一方で、買いもののように、たいていの人が日常的にくり返しているような行為に対してさえ依存が生じうるのは、本人がかかえている要因が大きく影響しているからだと考えられます。

いずれにしろ、「いつでもやめられる」と思っているうちに、やめられなくなっていくのです。

依存症のリスクを高める本人の生きづらさ

苦痛をかかえ続け、生きづらさを感じている人ほど、人に頼らず自分だけで苦痛に対処しようとしがちです。苦痛への対処法として、依存症が始まっていくこともあります。

依存症は「自己治療」として始まる？

薬物、アルコールなどの物質依存症者は、自分がかかえている苦痛を自分で治療するために苦痛を打ち消す作用をもつ物質を選び、使用し続ける――これは、アメリカの精神科医、エドワード・カンツィアンらが提唱した「自己治療仮説」の骨子です。

人に頼らずに苦痛に対処しようとする人ほど、自己治療に向かいやすくなるといえます。

それまでの体験

すべてとはいえませんが、依存症の人は、虐待やいじめなど過去につらい体験している場合が多いのは統計的に明らかです。

環境

つらい体験をしても、安全な環境のなかでだれかに受け止めてもらい、安心感を取り戻すことができれば苦痛は減ります。安全・安心が得られない、むしろ日常的に安全が脅かされる環境にあれば、苦痛は消えにくくなります。

心の脆弱性《ぜいじゃくせい》

苦痛の感じ方などはもって生まれた素因も影響します。つらい体験を重ねることで傷つきやすさが増すこともあります。

つらい

苦しい

でも、自分でなんとかするしかない

自己治療の開始

人に傷つけられたり、周囲の期待に応えられない自分を否定的にとらえる傾向が強かったりすると、安心して人に依存できません。自分だけでできる、解決の手段を選びやすくなります。

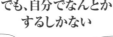

だれかに助けてもらえるような価値が自分にはない

人は裏切る。でも「これ」は私を癒やしてくれる

安心して人に依存できないから、ものなどに依存する

　カンツィアンは「依存症の本質は苦痛にある」としています。

　もちろん、つらい思いをしている人がすべて依存症になるわけではありません。「やはり自己責任なのだ」と考える人もいるでしょう。

　しかし、自分のつらさに自分の責任で対処しようとした結果、特定のものや行為に頼り、依存症という状態に陥っていくとも考えられます。

子どもの頃の逆境体験は薬物依存のリスクを高める

　覚せい剤事犯者は、一般の人より逆境的小児期体験（ACE）の経験率が高く、その傾向は、とくに女性に強くみられます。

▼覚せい剤使用による受刑者のACE経験率

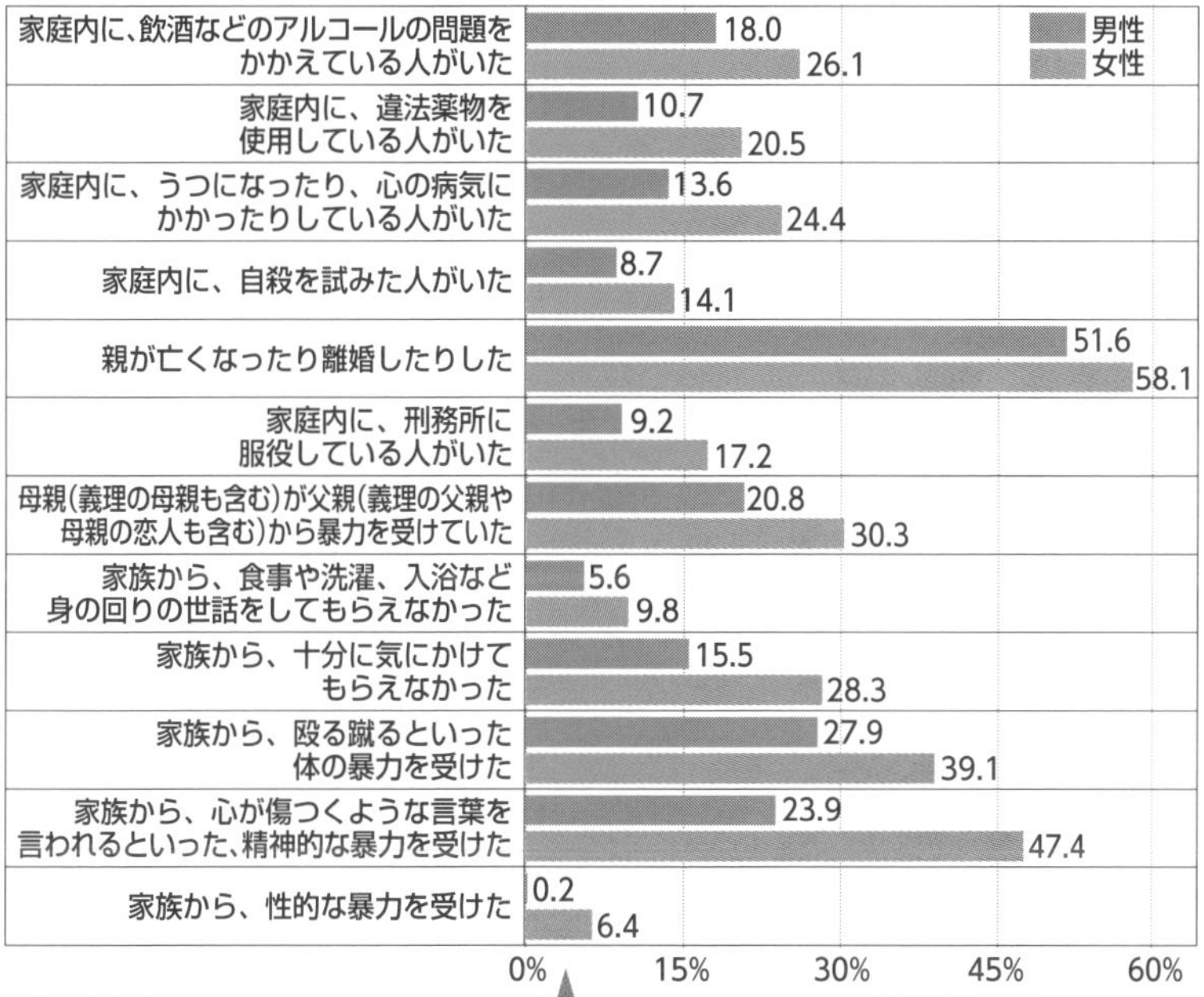
男性
女性
家庭内に、飲酒などのアルコールの問題をかかえている人がいた 18.0 26.1
家庭内に、違法薬物を使用している人がいた 10.7 20.5
家庭内に、うつになったり、心の病気にかかったりしている人がいた 13.6 24.4
家庭内に、自殺を試みた人がいた 8.7 14.1
親が亡くなったり離婚したりした 51.6 58.1
家庭内に、刑務所に服役している人がいた 9.2 17.2
母親（義理の母親も含む）が父親（義理の父親や母親の恋人も含む）から暴力を受けていた 20.8 30.3
家族から、食事や洗濯、入浴など身の回りの世話をしてもらえなかった 5.6 9.8
家族から、十分に気にかけてもらえなかった 15.5 28.3
家族から、殴る蹴るといった体の暴力を受けた 27.9 39.1
家族から、心が傷つくような言葉を言われるといった、精神的な暴力を受けた 23.9 47.4
家族から、性的な暴力を受けた 0.2 6.4
0% 15% 30% 45% 60%

大人になってもつらいものはつらい

　女性の覚せい剤事犯者は高い割合で、交際相手や配偶者などからの暴力（DV）被害を経験しています。

　DV被害と、子どもの頃に受けた虐待との関連も指摘されています。

▼DV被害の経験率

女性（覚せい剤事犯者）	72.6%
女性（一般）※	31.3%（21.4%）

※配偶者からの加害（カッコ内は交際相手からの加害）。内閣府男女共同参画局調査による

（国立精神・神経医療研究センター／法務省法務総合研究所「覚せい剤事犯者の理解とサポート2018」による）

依存対象によっては犯罪行為と重なることも

依存症だから罰せられるわけではありませんが、一部の依存性薬物を手に入れたり、使ったりすることは犯罪にあたるため、刑罰を科せられることもあります。

薬物依存症と犯罪の関係

中枢神経系に作用する薬物の一部は、法律により、所持や使用、販売などが禁じられています。

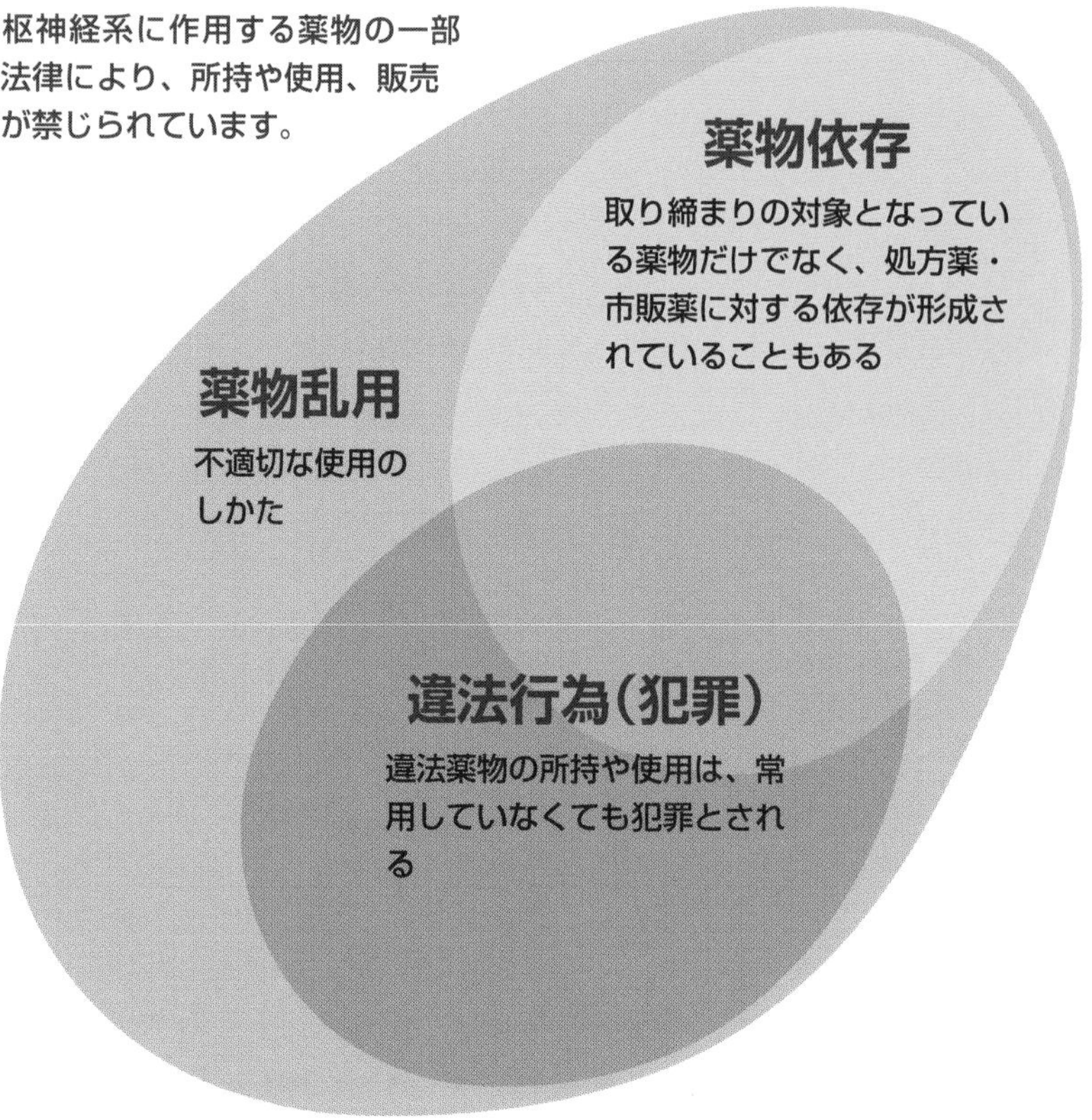
薬物依存
取り締まりの対象となっている薬物だけでなく、処方薬・市販薬に対する依存が形成されていることもある
薬物乱用
不適切な使用のしかた
違法行為（犯罪）
違法薬物の所持や使用は、常用していなくても犯罪とされる

覚せい剤や大麻は持っているだけで違法

どんな薬も使い方によっては毒になるおそれがあります。そのため、薬物の製造や使用に関してはさまざまな法律があり、違反すれば逮捕されるおそれもあります。

とくに覚せい剤や大麻など、いわゆるドラッグは持っているだけでも違法とされ、実刑となることもあります。実際、刑務所に入っている受刑者の三割近くは覚せい剤取締法事犯者です。

一方、依存性薬物でも、睡眠薬や抗不安薬などは、医師の処方を受けて入手したものなら、所持・使用ともに合法です。こうした合法の薬物に対する依存も増えています（↓P42）。

法規制されている薬物のいろいろ

　薬物四法といわれる「あへん法」「大麻取締法」「覚せい剤取締法」「麻薬及び向精神薬取締法」のほかにも、飲酒や指定薬物についての法律などが定められています。

アルコール

　アルコールは薬物の一種で、「ロック細胞」が働くよう見張っている細胞の働きを弱める作用があります。未成年者飲酒禁止法では、20歳未満の人の飲酒を禁じています。ただし、飲んだからといって本人が罰せられることはありません。

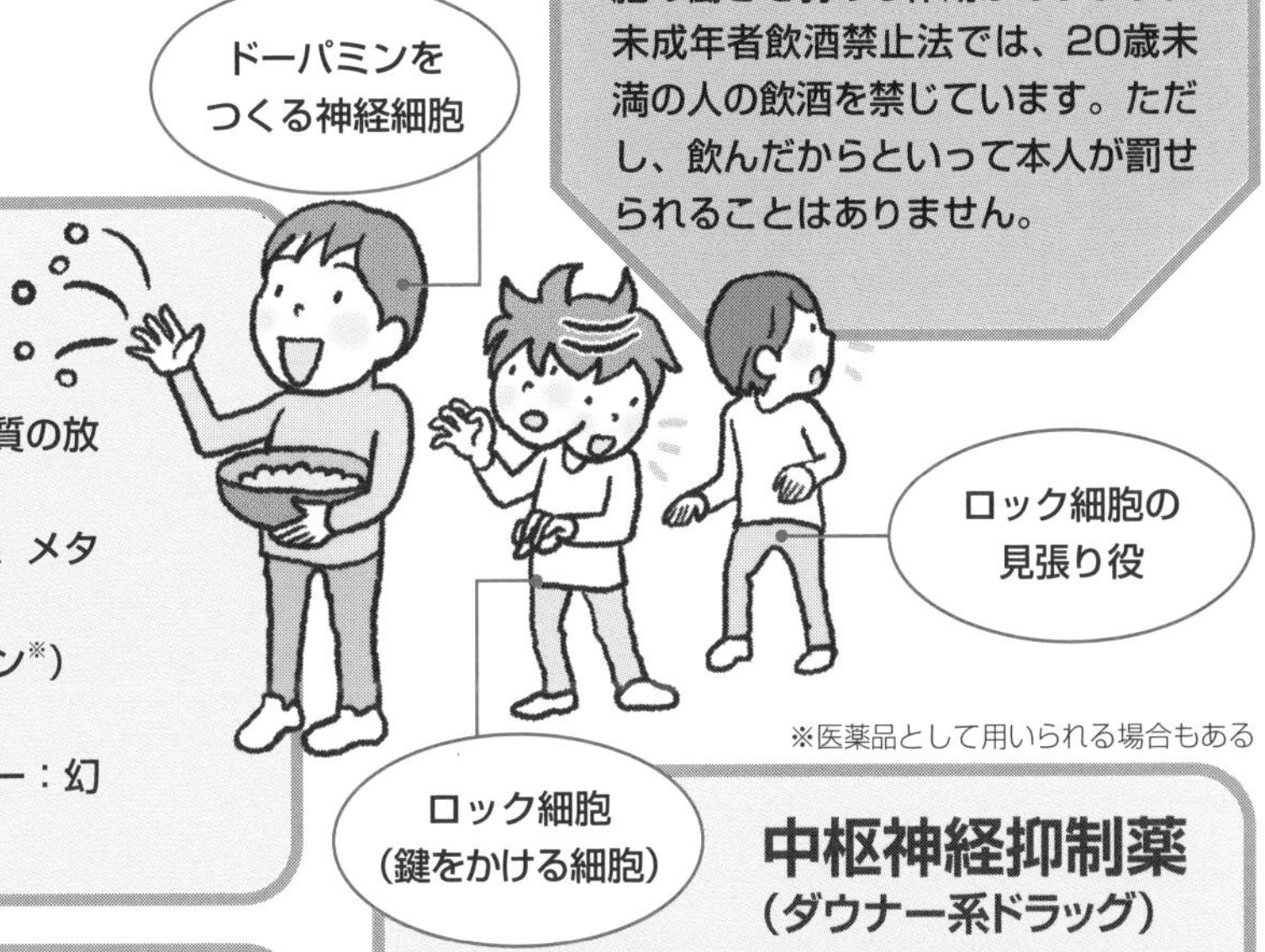

ドーパミンをつくる神経細胞
ロック細胞の見張り役
ロック細胞（鍵をかける細胞）

中枢神経興奮薬
（アッパー系ドラッグ）

ドーパミンなど、神経伝達物質の放出を促す

- 覚せい剤（アンフェタミン、メタンフェタミン）
- 覚せい剤原料（エフェドリン※）
- コカイン
- MDMA（通称エクスタシー：幻覚薬でもある）

幻覚薬

五感に影響して知覚の変容を促す

- LSD
- MDMA
- 5-Meo-DIPT（通称ゴメオ）
- マジックマッシュルーム

※医薬品として用いられる場合もある

中枢神経抑制薬
（ダウナー系ドラッグ）

ドーパミンをつくる神経細胞の働きを抑制している「ロック細胞」の働きを弱めることで、結果的にドーパミンの放出を増やす

- 狭義の麻薬（モルヒネ※、ヘロインなど）
- 大麻（マリファナ、ハシシ）
- 向精神薬※（鎮静剤、睡眠薬）
- 麻薬向精神薬原料※（アセトン、トルエン、無水酢酸）

その他

　医療に用いられているものでも、中枢神経系の興奮もしくは抑制または幻覚の作用があり、使い方によっては有害な影響が出るおそれがあるものは「指定薬物」とされています。定められた用途以外の使い方をした場合には、刑罰を科せられます。いわゆる危険ドラッグの多くは、指定薬物とされます（→P34）。

刑罰で依存症は治らない。重症化させる面も

違法薬物の所持・使用で刑罰を科せられることもありますが、依存症そのものは刑罰で治せるわけではありません。刑罰を強調すると、本人を治療から遠ざけてしまうこともあります。

犯罪面の強調は本人を治療の場から遠ざける

依存対象になりやすい特定の薬物を規制し、その所持や使用を犯罪とするのは、国全体として依存性薬物の使用量を減らすのに必要な取り組みと考えられています。

しかし、そうした薬物を欲する人が減らないかぎり、別の依存対象が求められるだけで、物質使用障害とされるような深刻な依存症を減らすことはできません。密売による流通も続くでしょう。

依存症のなかでも、違法薬物を対象とする薬物依存症は、犯罪としての面が強調されやすいのですが、犯罪者として扱われることへのおそれが、本人を治療から遠ざけ、重症化させている面もあります（→P66）。

刑罰を設ける3つの意味

犯罪行為に対して刑罰を設けるのは、一般的には次のような意味があるといえます。

威嚇

「それをしたら逮捕する」「場合によっては懲役刑だ」と広く知らせることで、しようとしている人を思いとどまらせる効果が期待できます。

逮捕するぞ！

応報

だれかに危害を加えたら、それ相応の報いを受けるべきだという考えを反映しています。被害者による加害者への私的な復讐を防ぐ意味もあります。

目には目を！

再犯防止

刑事施設（刑務所、少年刑務所など）での生活を通じて、社会に復帰させるための教育を施し、出所後の社会復帰につなげようという意図もあります。

心を入れ替えなさい！

薬物依存症に対する効果は限定的

違法薬物の所持や自己使用に対して刑罰を設けることは、依存症の予防・回復とどのように関係するのでしょうか？

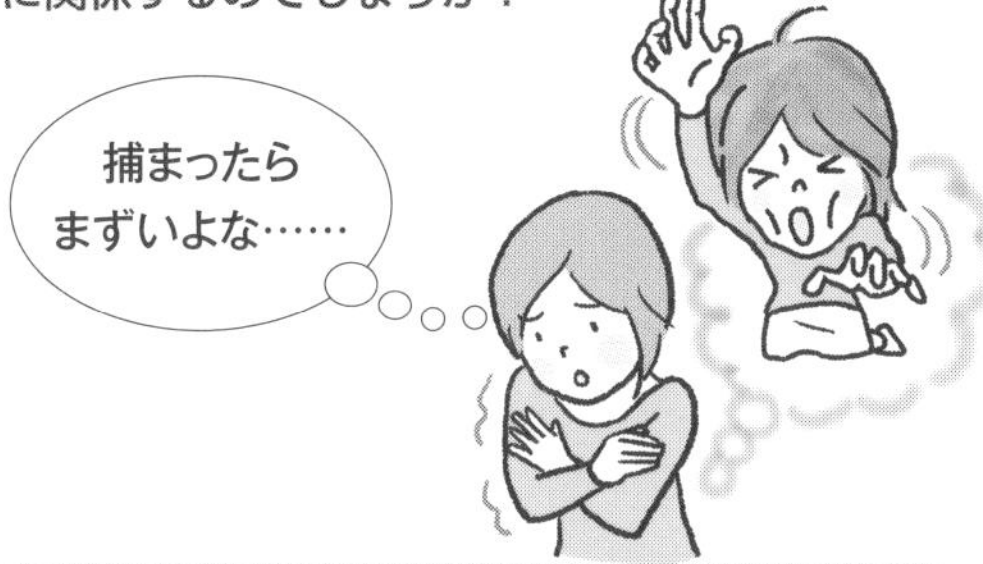

初回使用のハードルを上げる

違法薬物について、最初の使用のハードルを上げる効果はあるでしょう。ただし、「コレはまずいから、合法なアレにしておこう」という人までは減らせません。

また、社会そのものから疎外されているように感じている場合、「規範を守れ」といわれても、規範を守る意義を感じにくいこともあります。

家族が被害者なのでは?

⇒借金を重ねるなどといった二次的な問題で家族が困ることはありますが、薬を使う行為自体は、だれかを傷つけるものではありません。

暴力事件を起こすかもしれないでしょ?

⇒薬物使用と暴力との明確な関連性は認められていません。また、「かもしれない」という段階で罰することはできません。

自己使用に「応報」の考えはなじまない

違法薬物の自己使用は、「被害者なき犯罪」といわれます。「薬を使った」という行為そのものの有害な影響を被るのは本人であって、他者に被害が及ぶものではないため、被害者のかわりに罰するという考えはなじみません。

▼覚せい剤事犯者の入所度数（入所回数）別再入率

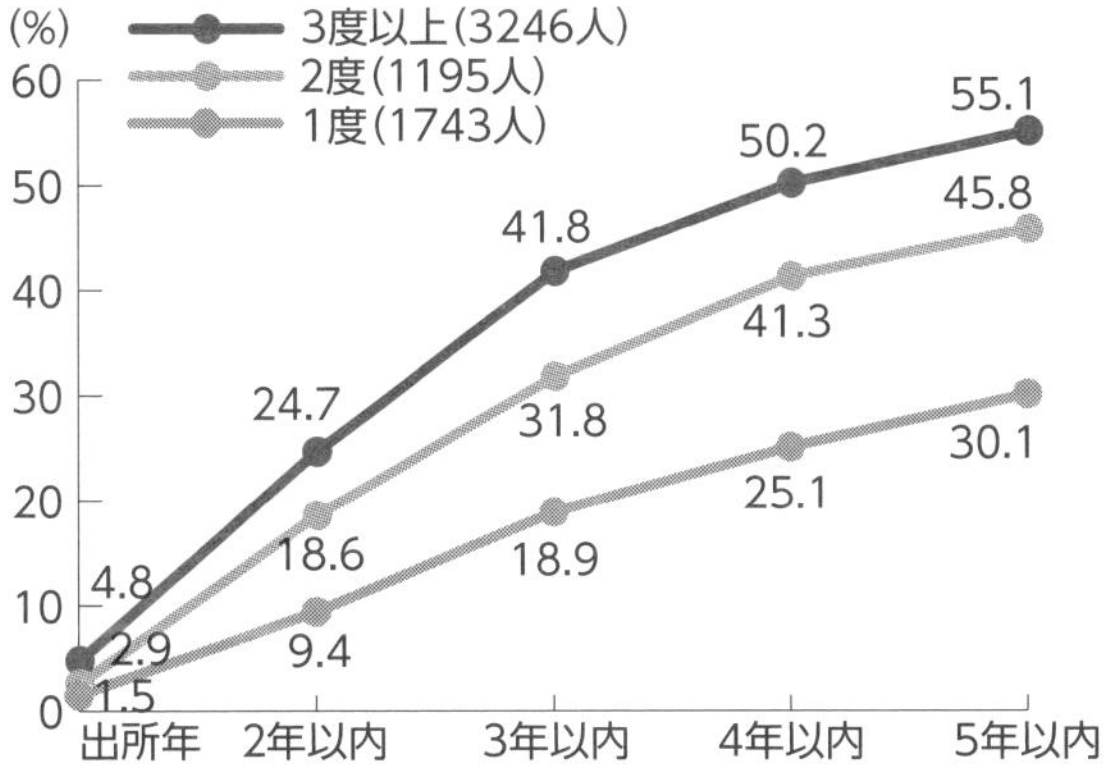

（令和2年版「犯罪白書」による）

「再犯防止」の効果は限定的

覚せい剤事犯者の場合、再犯が多いのですが、刑務所への入所回数が多い人ほど、再犯率が高まることが示されています。

COLUMN

「ネズミの楽園」実験が示すこと

孤独な環境に置かれると薬物依存になりやすい？

薬物依存と環境との関係を示す、「ネズミの楽園」と呼ばれる有名な実験があります。三二匹のネズミを二つのグループに分け、それぞれ対照的な居住環境に置き、それぞれにモルヒネ入りの水と普通の水を用意し、ネズミが自由に飲める状態にしたうえで五七日間の観察を続けた実験です。

観察期間中、一匹ずつ檻に入れられた「植民地ネズミ」はモルヒネ水を、遊びに夢中の「楽園ネズミ」は普通の水を好んで消費していました。さらに、植民地ネズミのうち一匹を「楽園」に移したところ、他のネズミたちとの交流が始まり、やがてモルヒネ水ではなく、ほかの楽園ネズミのように普通の水を飲むようになっていきました。

薬物依存の生じやすさと環境の関係や、回復に必要なことを端的に示す実験といえるでしょう。

植民地ネズミ

大半が普通の水より好んでモルヒネ水を飲み、うつらうつら。砂糖を加えて甘くしたものから、砂糖なしの苦いままのものに変更しても、モルヒネ水を飲み続けた

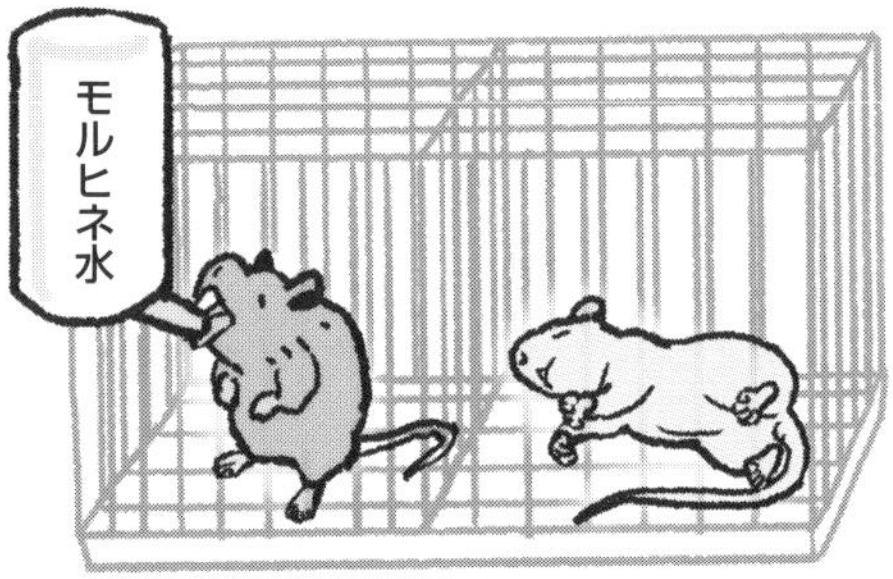

楽園ネズミ

モルヒネ水はほとんど飲まず、交尾をしたり遊んだりと、活発に動きまわっていた

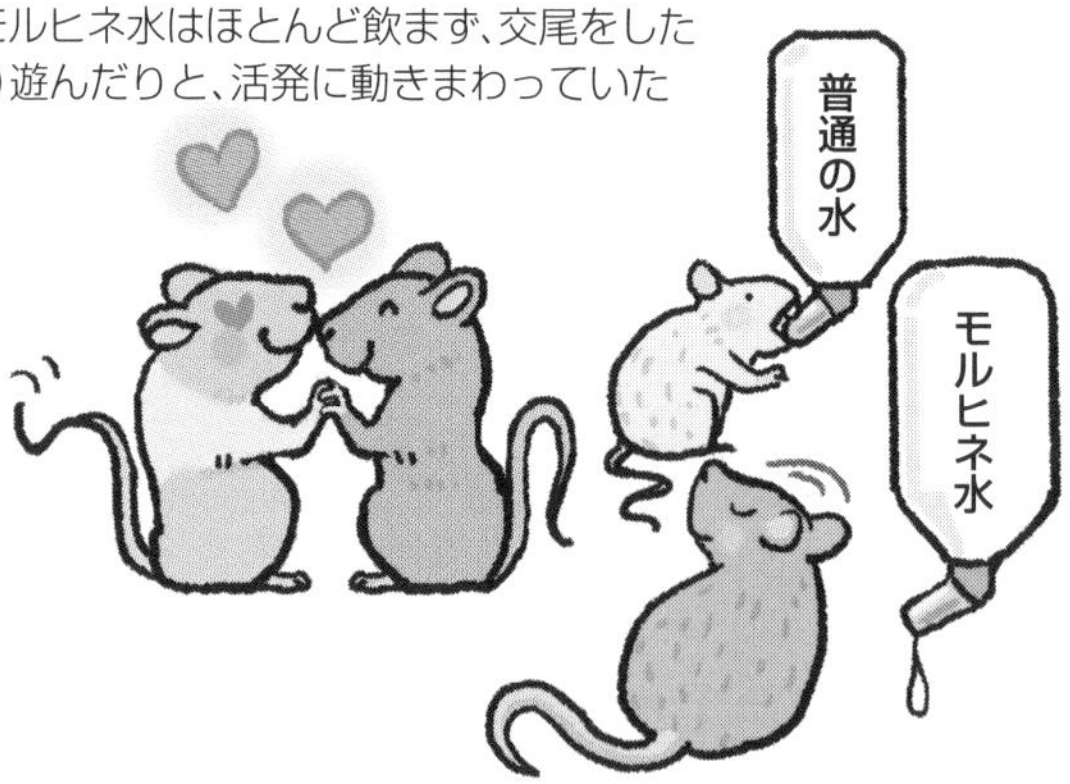

（1978年、カナダの心理学者ブルース・アレクサンダー博士らによっておこなわれた実験による）

第2章

依存対象の特徴を知る

対象はなんであれ、依存症には共通点が多くあります。
一方で、依存の対象になりやすいものには、
違法な薬物もあれば、街のドラッグストアで簡単に入手できるもの、
ゲームのように多くの人が楽しんでいるものもあります。
それぞれの特徴をみていきましょう。

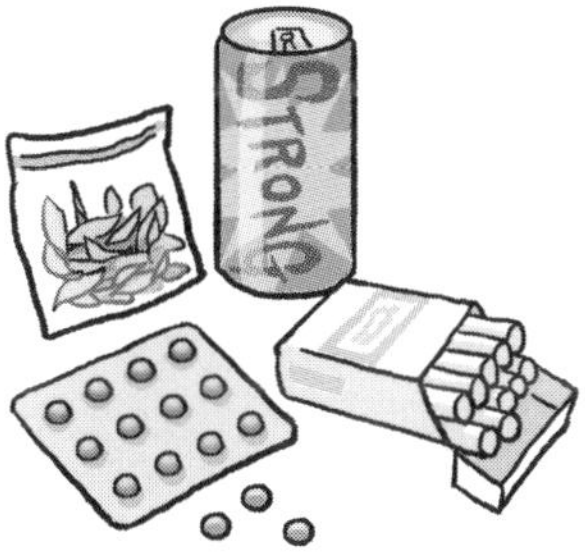

歴史的な背景

人類の歴史は「薬物」とともに始まった

もともとは、依存症といえばアルコールを含めた薬物に対するものととらえられてきました。人類とアルコールや薬物との関係の変遷を、ここでふり返ってみましょう。

依存性薬物の位置づけの変遷

人類とアルコールや薬物との関係には、長い歴史があります。今や「社会の敵」と目されている依存性薬物も、歴史をふり返ればまったく異なる扱いをされていた時代もあります。

聖なるもの

世界最古とされる宗教施設の遺跡には、酒を製造した痕跡がありました。アルコールは、神に近づくための聖なるものとして宗教的儀式に用いられ、その後も祭事など特別な日の特別な飲みものとして暮らしのなかに広がっていきました。

アルコール自体の殺菌作用や、アセトアルデヒドの毒性が、病原体から人々の健康を守るために役立っていたとも考えられます。

ヒトとサルの分岐点で起きたこと

樹上生活を送っていた祖先の一部に、突然変異によってアルコールを分解できる強力な遺伝子が現れたことが、地上に生活圏を移し、ヒトへと進化する一因になったといわれます。

アルコールが分解される過程でできるアセトアルデヒドには毒性があります。それを分解できるようになった結果、地上に落ちて発酵した果物を食べて暮らせるようになったのだと考えられています。

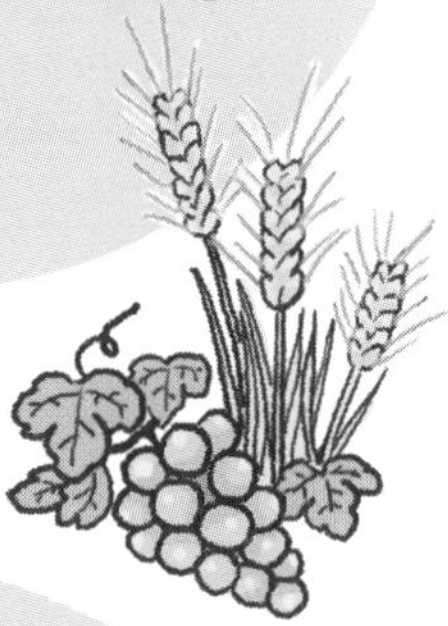

一部の類人猿もアルコールを分解できるが、自分たちで製造し、利用できるのはヒトだけ

それぞれの地にあった愛用品

その地に自生する特別な作用をもつ植物は、儀式に使われたり、治療薬や嗜好品として利用されたりしていました。

大麻

アラブ世界ではポピュラーな嗜好品だった

あへん

ケシの実からつくられる。宗教的な場で用いられていたほか、鎮痛薬としても使われた。紀元前3400年頃の古代メソポタミアでケシを栽培していたという記録が残っている

コカ

南米のアンデス一帯では、飢えや渇きに苦しまないよう神が授けしものとされていた

ペヨーテ

メキシコに自生するサボテンの一種。幻覚をまねきやすい成分（メスカリン）を含む

医薬品としての開発・利用

19世紀に入り、あへんから抽出されたモルヒネが強力な鎮痛薬として登場。19世紀末にはモルヒネの改良品としてヘロインが発売されました。コカの葉から抽出されるコカインは精神医療の場でも用いられました。

また、漢方の生薬の一つである麻黄から抽出されるエフェドリンは、今もぜんそくなどの治療に用いられますが、その「改良」を目指して誕生したのがメタンフェタミン――覚せい剤の成分でした。

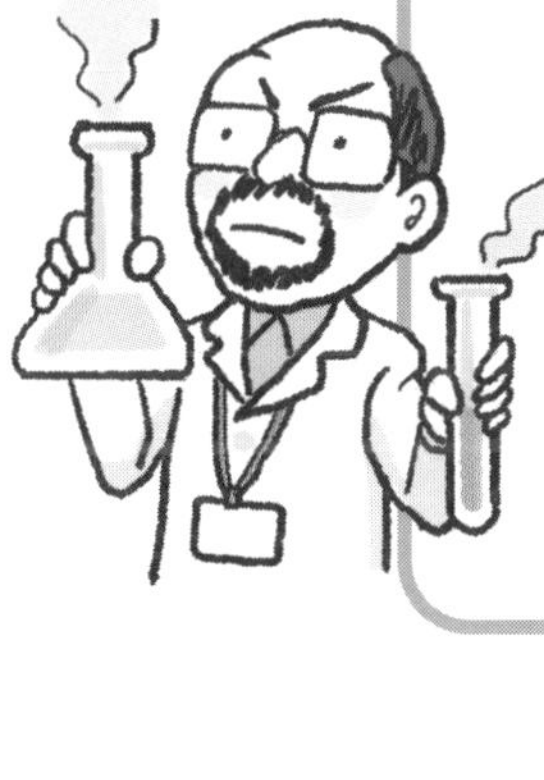

嗜好品として広まる

生活が豊かになるにつれ、アルコールは日常的な飲みものになりました。また、植民地の広がりとともに、イギリスでは、中国から得た安価なあへんの丸薬が酒の代用品として労働者の間に広まっていきました。

さらに、二度にわたる世界戦争を機に、モルヒネやコカイン、覚せい剤などの使用量が格段に増えました。

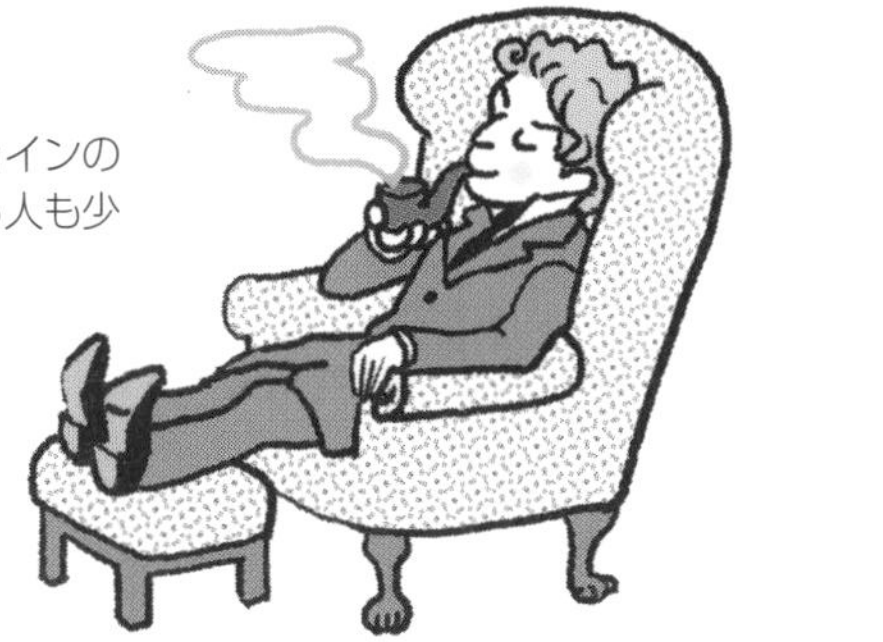

モルヒネやコカインの愛用を公言する人も少なくなかった

一部は取り締まりの対象に

アルコールや薬物が大量に消費されるようになるにつれ、その弊害も目立つようになりました。20世紀以降、アメリカでは一時期禁酒法が施行されたほか、各地で特定の薬物の個人使用を犯罪として取り締まる法律が制定されていきました（→P35）。

一筋縄ではいかない人類と薬物との関係

依存性薬物の多くは、長らく暮らしの一部として使用されてきた植物に由来します。その効能を高めようと改良を重ねた結果、依存性が高まってしまったものもあります。そうしたとりわけ依存性の高い薬物を含め、特定の薬物の使用が犯罪とされたのは、人類と薬物との長い歴史のなかでは比較的最近のことです。

一方で、アメリカの禁酒法（一九二〇～一九三三年）のように、弊害が大きいからと法で規制した結果、密売組織が強大化するなど、さらに問題が複雑になっていった例もあります。人とアルコール、薬物との関係はなかなかすっきりいかないものなのです。

「捕まらずに使えるもの」が求められてきた

依存対象となっているものは合法か違法かで区別されます。しかし、心の病気としての依存症（物質使用障害）は、対象が合法でも違法でも同じように生じます。

乱用薬物の栄枯盛衰

下記に示すのは、薬物乱用によってなんらかの精神症状を呈し、精神科医療施設で治療を受けた人を対象に、「なにを主に乱用したか」を聞き、薬物の種類別に全調査対象者に占める割合を示したグラフです。乱用薬物にもはやりすたりがあることがわかります。

▼乱用薬物の経年的推移

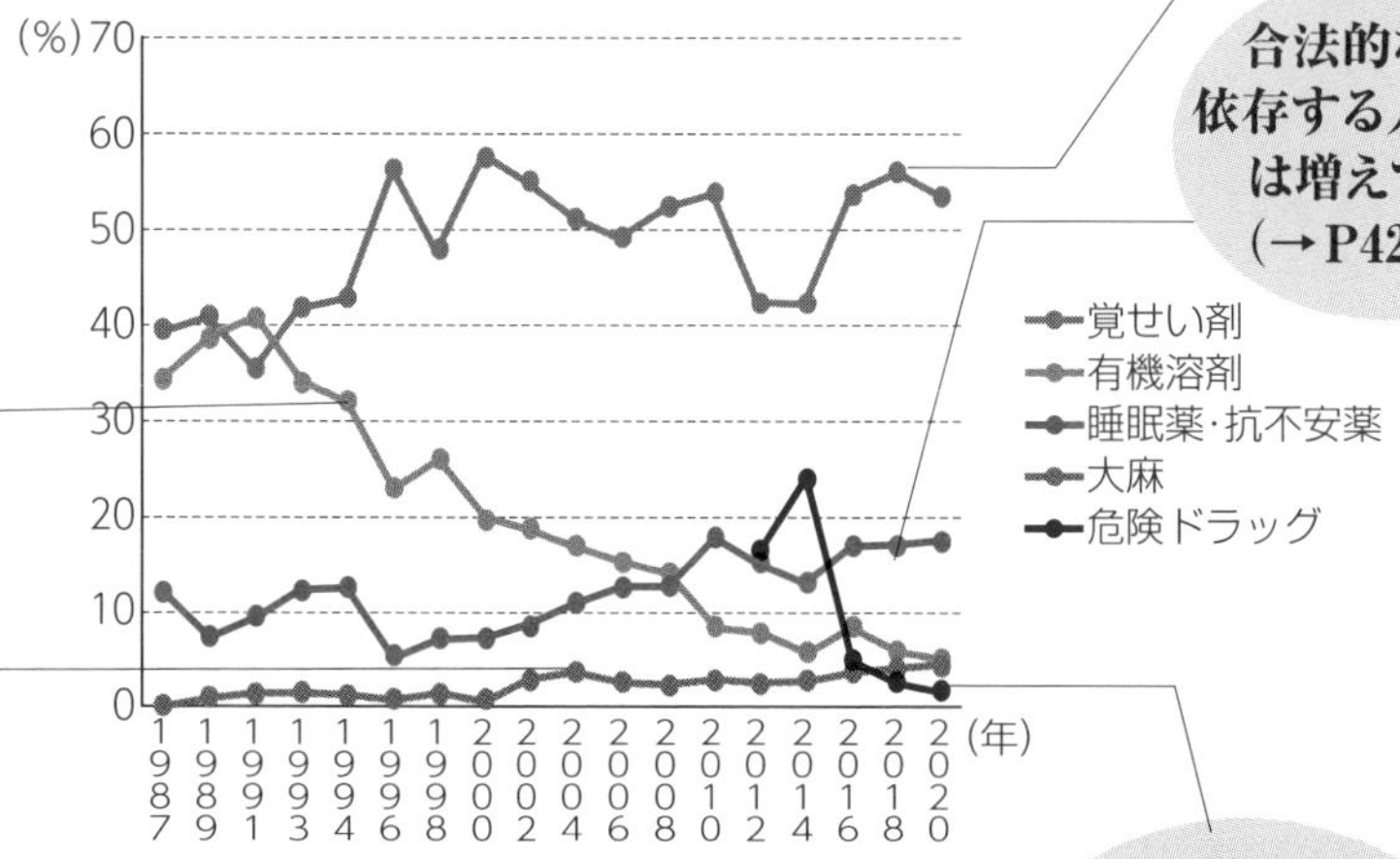

全国の精神科医療施設における薬物関連精神疾患の実態調査（松本ら、2020年）による

違法薬物使用の代表は覚せい剤
（→P36）

合法的な薬に依存する人の割合は増えている
（→P42〜45）

「捕まらない」から乱用された危険ドラッグ

2011〜2014年頃、覚せい剤や大麻の成分を少しだけ改造し、法規制を免れていた薬物の乱用が目立ちました。法規制のしくみを変え「違法」となったことで、一気に減りました。

取り締まりの強化だけでものへの依存は減らせない

どんなに規制が厳しくても、特定のものを求めてやまないのが依存症という病気です。厳しい取り締まりの対象である覚せい剤が、精神科医療の現場において最も多くみられる乱用薬物であり続けているのは、依存症という病気の本質を示しています。

法規制の背後にあるもの

依存性薬物の厳罰化が進んだ19〜20世紀は、国家主義が進み、ナショナリズムの高揚がみられた時期でもあります。社会的な要因が、厳罰化を推し進めた側面もあるといえます。

「病者」の増加

依存症者が目立ち始めた当初は、いたわるべき病者として認識されていた

優性思想の台頭

人に優劣をつけ、優秀なものを増やし劣ったものは排除するという考え方

国家主義の影響

アルコールや薬物に耽溺する人が増えれば、生産性が低下して国家が衰退するという危機感

社会的排除の肯定

社会にとって危険な存在は、排除されても仕方がないという考え

特定の集団を排除するために……

特定の民族が好んで使用する薬物を違法化すれば、犯罪者として合法的な排除が可能に

有機溶剤（トルエン、シンナーなど）の乱用は激減した

検挙者数は増えているが、大麻乱用での受診者は微増にとどまっている（→P39）

「犯罪者」としての側面の強調

依存性薬物に関する国際条約や各国の国内法が整備され厳罰化が進んだが、乱用の実態とは無関係に、政治的判断で法規制が進んだ面もある

厳罰ではなくケアを重視する方針に転換する国も増えている（ハームリダクション→P66）

覚せい剤以外の乱用薬物では、睡眠薬・抗不安薬のような合法的に入手できるもの、一時期の危険ドラッグのように「取り締まりにくい薬物」の増加が目立ちます。捕まりたくはないけれど薬物はほしい、「逮捕されずにハイになること」を求める人が多いのです。

取り締まりを強化したり、規範意識を育てたりするだけでは、依存症の問題は解決できないのです。

違法薬物①

覚せい剤やコカインは脳の興奮を高める

中枢神経系を興奮させる作用をもつ薬物、いわゆるアッパー系ドラッグの代表は、日本の場合、メタンフェタミン――いわゆる覚せい剤です。

覚せい剤の特徴

神経細胞間の情報伝達に用いられるドーパミンの量を増やすことで中枢神経系の興奮をまねきます。

自覚的には絶好調!

薬理作用としては、意欲や気分の高揚がみられます。心身は臨戦態勢に入ったようなもの。眠気も起こらず、何時間でも活動し続けられるような気になります。

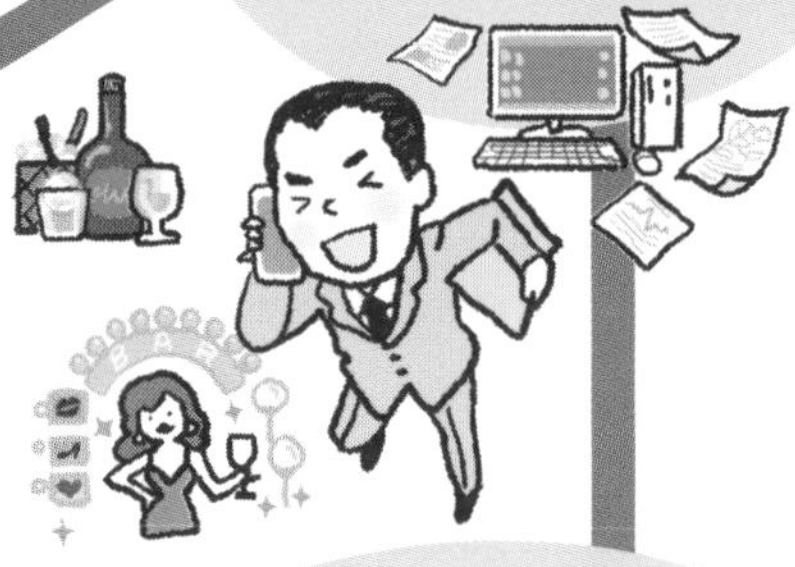

不安感が高まりやすい

使用をくり返すうちに警戒感が高まり、周囲の様子と自分がかかえる不安を結びつけるなど、考えすぎの傾向が目立つように。

脱力してぐったり

薬理作用が切れたあとは疲労感、脱力感が強く、寝込んだりもしますが、身体的に苦しい症状はほとんど出ません。使用時の高揚感のみが心に残り、使用をくり返しやすくなります。

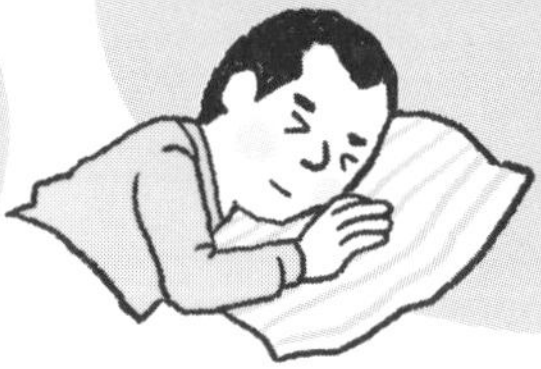

幻聴、被害妄想など

使用を中止すれば消えますが、くり返すうちに慢性化することも。

覚せい剤依存症者の多くは四〇～五〇代

覚せい剤（メタンフェタミン）は、第二次世界大戦時には「戦力増強剤」として軍隊で使用されており、戦後も「ヒロポン」という名称で市販されていたのは有名な話でしょう。取り締まりの対象になったあとも密売が続き、純度の高いものが出回ったせいか、幻覚・妄想、意識障害などを起こす例が増えていきました。

その後、乱用者は減少傾向にあったものの、従来の静脈注射ではなく、覚せい剤の粉末をあぶって煙を吸引する方法が広まったことで、新たな乱用者が増えた時期もあります。はじめは吸引での摂取でも、依存が進み、結局は効果を

アッパー系ドラッグのいろいろ

アッパー系ドラッグには次のようなものがあります。

覚せい剤
(通称シャブ、スピード、エス、アイス、クリスタルなど)
日本ではメタンフェタミンが多いが、似た化学構造のアンフェタミンという物質もある

コカイン
南米のアンデス山中などに自生するコカの葉に含まれる成分の一つ(→P32)。作用はすぐに現れすぐに消える。短時間でくり返し使用するうちに、精神依存が形成されやすい

MDMA
(通称エクスタシー)
化学構造は覚せい剤に似ており、中枢神経系を興奮させる働きをする。幻覚薬でもある

性行為との関連は?

アッパー系のドラッグは性的な快感を高めるものというイメージがあるかもしれませんが、実際には男性機能を低下させる傾向がみられます。

性欲が増す場合でも、パートナーとの関係を深めるために使われることは少なく、動画を見ながら単独での性行動にふけっていたなどという例が多いのが実情です。

得やすい注射へと移行する人が多くみられました。

現在、覚せい剤依存症者の多くは四〇代以上で、若い世代で新たに覚せい剤を始める人は、少なくなってきています。それでも最多の乱用薬物であり続けているのは、一度はまるとやめるのが難しいことの表れともいえます。

作用が予測しにくい幻覚薬

五感に影響し、知覚の変容を引き起こす作用をもつ薬物は、幻覚薬、サイケ系ドラッグといわれます。作用の現れ方は、使用者の体質や性格、使用状況などによって大きく違います。拍子抜けに終わったり、錯乱状態が続いたりと、予測できません。

LSD
強力な幻覚薬。麦に寄生する麦角菌が作り出す成分に由来する

メスカリン
ペヨーテ(→P32)に含まれる幻覚薬成分

マジックマッシュルーム
サイロシビンという強力な幻覚薬成分を含むきのこ。「植物」として扱われ法規制を免れていた時期に社会問題化したことも

その他、5-Meo-DIPT(通称ゴメオ、フォクシー)、2Cシリーズ、GHBなどは、2005年頃までは、合法ドラッグとして市中に出回っていた

麻薬や大麻は理性的な脳の働きを鈍くする

中枢神経抑制薬、いわゆるダウナー系ドラッグの代表格はモルヒネやヘロインなどのオピオイド、狭義の麻薬ですが、近年、検挙者数が増加している大麻も抑制作用がみられます。

ヘロイン乱用は少ない。大麻の経験率は高め

法律上「麻薬」とされるものにはコカインやLSDなども含まれますが、狭義の麻薬はモルヒネやヘロインのような中枢神経抑制薬、いわゆるダウナー系ドラッグを指します。なかでもヘロインは、世界的には乱用薬物の代表格ですが、日本での乱用例は少数です。

大麻は、海外で経験している人も多く、一般住民の生涯経験率は一・四％というデータがあります。心理的抵抗感が少ないことから、ゲートウェイ・ドラッグ、つまり、より依存性の高い違法薬物への入り口になる薬物ともいわれます。反社会的勢力との接触が増える可能性が高いという点で、そうした面もあるでしょう。また、未成年者の乱用は、うつ病など、精神障害発症のリスクを高めるというデータもあります。

狭義の麻薬、オピオイドの特徴

オピオイドは、中枢神経系や末梢神経系に存在するオピオイド受容体と結合することで、神経活動を抑制する作用を示す物質の総称です。モルヒネなどは痛みの治療にも用いられますが、ヘロインは合法的な使用が一切認められていません。

強い抑制作用

理性を司る大脳皮質の働きが抑制されることで多幸感をもたらすとされますが、呼吸や血圧の維持など、生命を保つために欠かせない脳幹の働きまで抑制されるおそれがあります。

最強の依存性

心身両面にわたり強い依存が形成されやすく、なかでもヘロインを断ち切るのは非常に困難です。ただし、初回使用時には吐き気や嘔吐が勝ることが多いようです。

耐性が生じ、使用量が増えると死に至る危険性が高まる

大麻の特徴

大麻には、大麻草の花穂《かすい》や葉を乾燥させたもの（マリファナ）のほか、樹液をかためたもの（ハシシ）、大麻オイルなど、さまざまな形態のものがあります。

検挙者数は増えている

大麻取締法違反による検挙者数は、とくに若い世代での増加が目立ちます。

▼大麻取締法違反検挙者数の推移

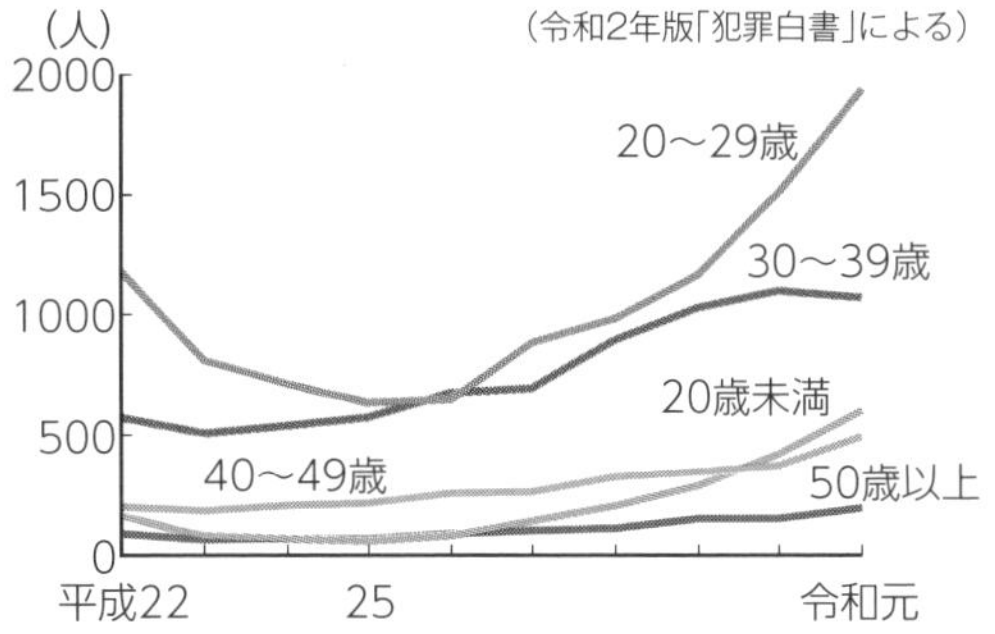

(人)
（令和2年版「犯罪白書」による）
2000
1500
1000
500
0
20〜29歳
30〜39歳
20歳未満
40〜49歳
50歳以上
平成22
25
令和元

若い年齢であるほど悪影響が現れやすい

大麻草の種類などにもよりますが、基本的には中枢神経系の抑制に働きます。視覚・聴覚を中心に知覚の変容もみられます。必ずしも心地よいものとはいえず、不安や抑うつなどが強まることもあります（バッド・トリップ）。

医療現場では、大麻が原因と考えられる精神障害が多いとはいえません。ただし、若い年齢であるほど精神障害を発症するリスクが高まるおそれがあります。

生活上のデメリットは大きい！

大麻の依存性はとくに高いとはいえません。だからといって安易に試そうとすれば、逮捕され、刑罰を科せられたり、長期間にわたり行政からの観察・指導が続くおそれがあります（→P69）。厳しい対応をとる学校、職場もあります。生活上のデメリットは大きいといえます。

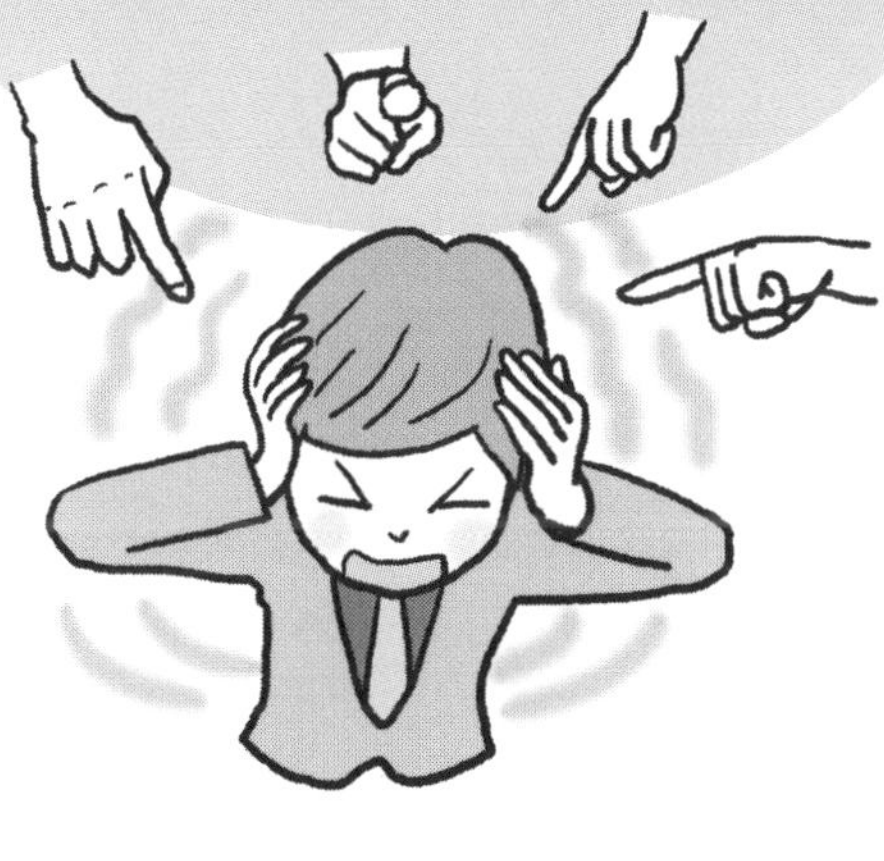

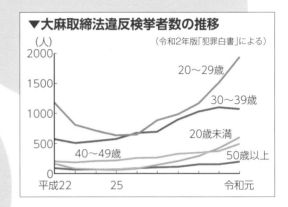

世界的に分かれる対応

大麻草は世界中に広く自生しており、その繊維や含有成分（THC：テトロヒドロカンナビノールなど）の薬理作用が利用されてきたという歴史があります。

アメリカの一部の州をはじめ、海外では大麻の個人使用を合法としている国や地域もあります。また、大麻の成分を利用した、難治てんかんの治療薬も登場しています。

一方で、日本は厳しい規制を続けています。

アルコール

酒には最古にして最凶の薬物という側面がある

「酒は百薬の長」などといわれますが、酒に含まれるアルコールは中枢神経抑制薬の一種であり、だれでも手にしやすい依存性薬物なのだという認識が必要です。

アルコールの特徴

アルコールに対して日本は寛容な国ですが、その影響は意外に深刻です。

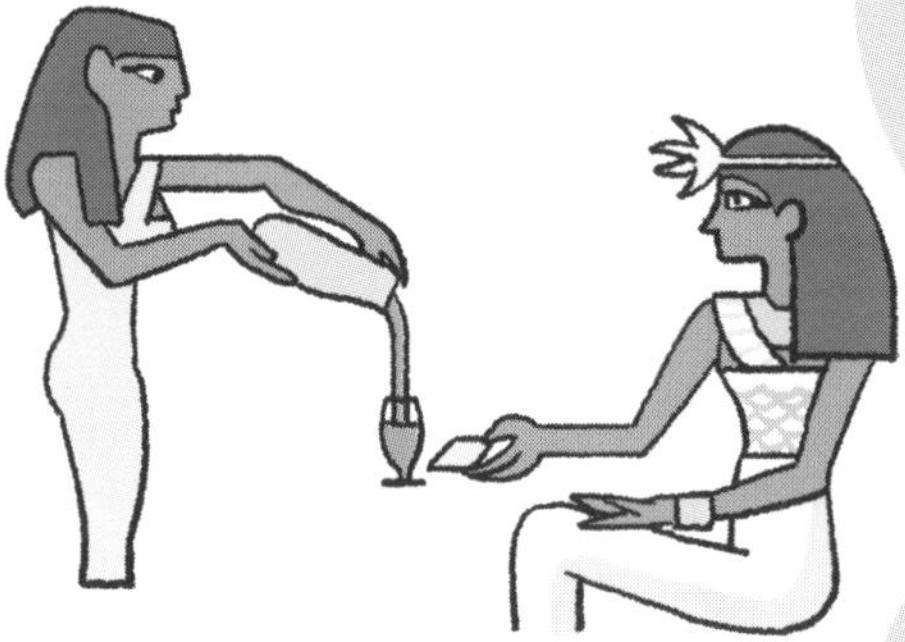

長い歴史がある

アルコールの歴史は、人類の歩みそのものともいえます（→P32）。国内法で飲酒を禁じたり、公共の場での飲酒を禁じたりしている国もありますが、総じて法規制はゆるめです。

ほろ酔いなら社会の潤滑剤になりうる

脳の高等な機能を担う大脳皮質の働きが抑制されることで、考えすぎずにすみ、緊張や不安がやわらいで初対面の人とでも話しやすくなったりもします。

酩酊時に問題を起こしやすい

酔いが深まり酩酊状態になると、大脳皮質の働きはさらに弱まり、感情や本能的な欲求など原始的機能を司っている辺縁系という部位の活動性が、相対的に高まります。

理性的にふるまえず、感情の起伏が激しくなったりもします。飲酒運転による事故につながったり、暴力事件を起こしやすくなったりもします。

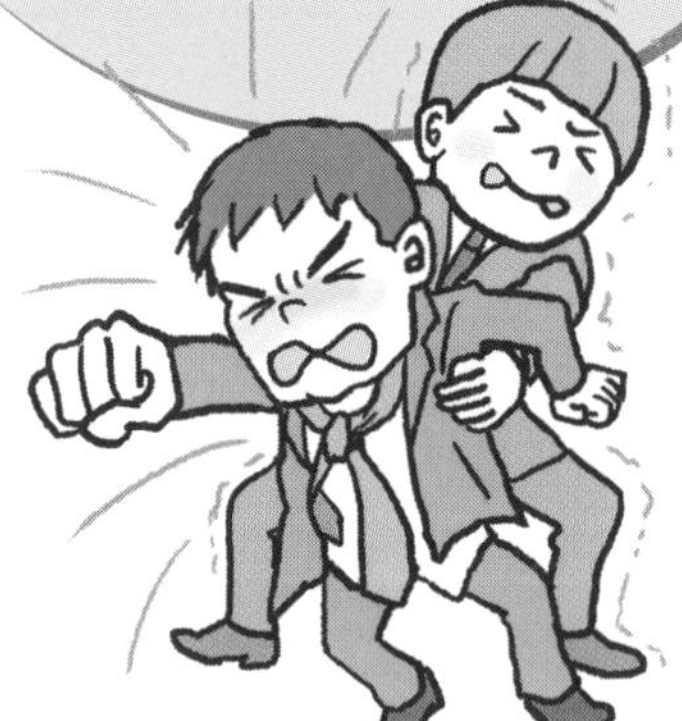

暴力との関連

けんかによる傷害事件では、加害者の半数～7割近くに飲酒が認められ、被害者の側も4割が飲酒していたというデータがあります。DVや児童虐待の加害者も、アルコールの問題をかかえているケースが多く、性的暴行との関連も指摘されています。

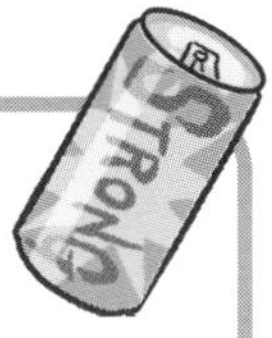

口当たりのよい「ストロング系」の乱用が目立つ

焼酎を炭酸飲料で割った、いわゆるチューハイのうち、アルコール度数の高いものは「ストロング系」といわれます。

ほかの酒類との違いは、甘い味で口当たりがよく、ジュース感覚でぐいぐい飲めてしまう点にあります。「酒は苦手。でも飲んで気分を変えたい」というときに選ばれるのが、手早く酔えるストロング系であることが多いようです。ビールや発泡酒より税率が低く、安価で購入できるという点も、その傾向に拍車をかけています。

ストロング系（9%）……
500㎖缶2本で純アルコール量※は72g

多量飲酒の基準超え

▼同等のアルコール量
ビール（5%）なら……
　500㎖缶3本＋350㎖缶1本弱（1800㎖）
ワイン（12%）なら……1瓶（750㎖）
日本酒（15%）なら……3合強（600㎖）

※純アルコール量＝飲料の量（㎖）×〔アルコール度数（%）÷100〕×0.8（アルコール比重）

ほかの依存的な行為との関連が深い

薬物依存症の人が、薬物のかわりにアルコールを飲み出すことはよくあります。うつ病や摂食障害、自傷行為などと、アルコール乱用は合併しやすいこともわかっています。

自殺と関連

アルコールの乱用は自殺のリスク要因とされます。アルコール問題をかかえた自殺者の多くは、酩酊時に致死的な行動をとっています。

健康状態を悪化させやすい

肝臓病の原因になるだけでなく、消化管を傷つけたり、血圧を上昇させたり、大量飲酒によりアルコール性認知症をまねくおそれもあります。

消費量は減ったが依存的な飲み方をする人は多い

日本でのアルコール消費量は、年々減少傾向にあります。若い世代はとくに酒を飲まなくなったともいわれます。しかし、依存的な飲み方をする人は決して少なくありません。

通常、飲酒量が増えるほど、アルコール関連の問題は増加します。多量飲酒の習慣とアルコール依存症（アルコール使用障害）と診断されるような状態は必ずしも同じではありませんが、連続性があります。

厚生労働省による多量飲酒の定義は、「純アルコール量で一日平均六〇g以上の飲酒」です。ストロング系などといわれるアルコール度数の高い飲料が手軽に入手できる日本では、軽々とその基準を超える飲み方をして意識障害を起こすような事態に陥る人も少なくないのが現状です。

処方薬

「やめられない状態」になるのは珍しくない

治療薬として医師が処方する薬が依存の対象になることもあります。目立つのは、睡眠薬や抗不安薬の乱用です。これらは、脳の興奮を鎮める中枢神経抑制薬に分類される薬です。

処方薬による依存の生じ方

処方薬の依存症者のなかには、密売人やインターネットを通じて非合法的に入手して使用している人もいます。しかし、始まりは合法的な使用からという場合がほとんどです。

つらさをかかえている
不安が強い、憂うつ感が消えない、眠れないなど

医療機関に行く
医師が処方した薬でつらさを改善しようとするのは適切な対応

漫然と投薬が続く
医療側の問題として、依存が生じやすい薬の処方を漫然と続ける、患者の求めに応じて、依存性の高い薬を安易に処方するなどといったことが起こりうる

「自己治療」を始める
調子が悪いときや、処方どおりに使っていても効果が実感できなかったりしたとき、自分の判断で薬の使用量を増やして対応しようとする

心の依存(精神依存)
薬がないと不安でたまらず、処方されているよりもっと多くの薬を求め、使用をくり返す

常用量依存(身体依存)
症状が改善し、服薬の必要はなくなってもやめられない状態※。やめようとすると、吐き気、耳鳴り、けいれんなど、離脱の症状が強く現れる

※よい状態を維持するために、必要最小限の服薬を続けたほうがよい状態とは異なる

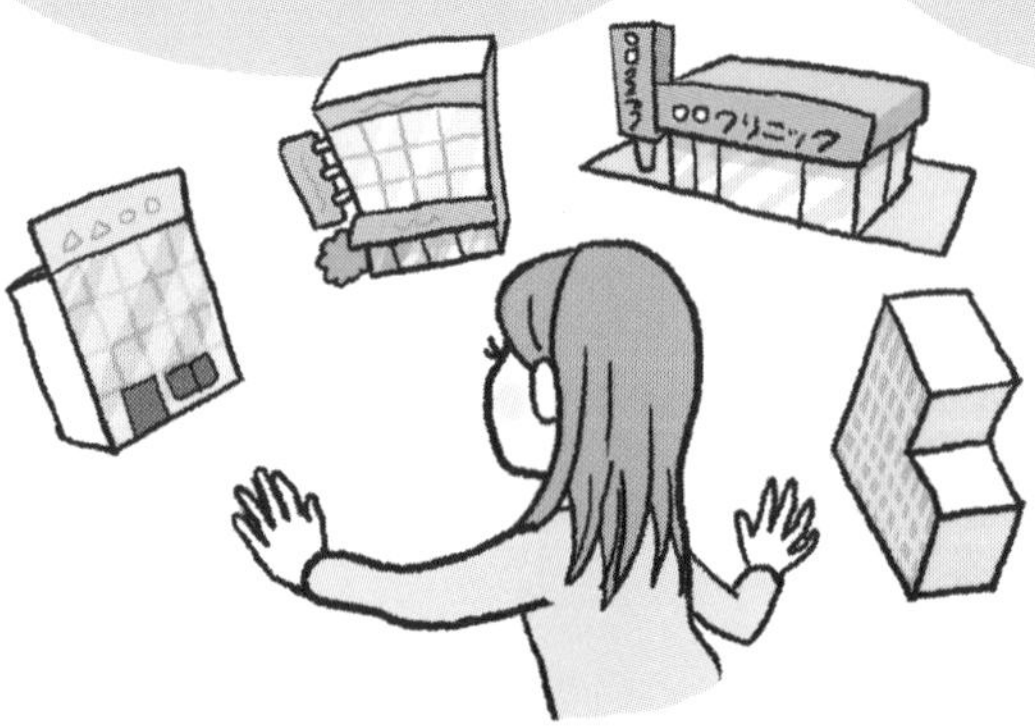

「薬を紛失した」などと嘘をついて再処方を求めたり、複数の医療機関を訪ね歩いたり、インターネットを介して入手できる手段を探したりしているようなら、薬物依存症の状態

薬だけでは根源にあるつらさの軽減につながらない

処方薬は治療に必要な薬なので、医師の処方に従うのが原則です。しかし、身体依存が生じやすい薬は、耐性が生じると量を増やさないと効かなくなり、量を増やした結果、副作用が目立つようになる場合があります。

また、自分のつらさを薬だけで取り除こうとしていると、心の依存も強まりやすくなります。ときに大量服薬による急性中毒で救急搬送されるような事態になることもあります。

根源にあるつらさを減らすためになにができるか、それを考えていく必要があります。

ベンゾジアゼピン系薬剤

神経細胞のベンゾジアゼピン受容体に作用し、GABAという神経伝達物質を活性化させることで神経細胞の興奮を鎮める働きをもつ薬は、睡眠薬や抗不安薬としてよく使われます。精神科だけでなく一般内科などでも不眠を訴える人に処方されたり、筋弛緩作用が比較的強い薬（エチゾラム）は、腰痛、頭痛の治療薬として処方されたりすることもあります。

しかし、依存を形成しやすいという特徴もあります。さまざまな種類がありますが、服用してすぐに作用を実感しやすいものほど、心の依存は生じやすくなります。

▼乱用されやすい睡眠薬・抗不安薬

エチゾラム（デパス）短時間作用型
フルニトラゼパム（サイレース）中間作用型※1
トリアゾラム（ハルシオン）超短時間作用型
ゾルピデム（マイスリー）超短時間作用型※2

※1　効果が強め
※2　ベンゾジアゼピン系とは化学構造が若干違うため、非ベンゾジアゼピン系といわれるが、GABAを活性化させる薬理作用自体は共通

（「全国の精神科医療施設における薬物関連精神疾患の実態調査」松本ら、2018年による）

依存性の高いその他の処方薬

●メチルフェニデート
ADHDやナルコレプシーの治療薬としても用いられる中枢神経刺激薬。服薬せずに「うまくいかなさ」が大きくなるより、医師の処方のもとで正しく使えば、メリットは大きい

●オピオイド系鎮痛薬
がんの疼痛治療や、慢性疼痛の治療に用いられる強力な鎮痛薬。医師の処方のもとで正しく使うことが大切

だれでも買えるものでも依存症になりうる

違法薬物はもとより、処方薬よりも安全なイメージのある市販薬や嗜好品として市販されているものでも、乱用を続けていれば「やめられない、止まらない」状態になることがあります。

市販薬・市販品の特徴

どこでもだれでも買えるだけに乱用が起こりやすく、やめようとしても、目の前にあるのでまたくり返しやすいという点が、ほかの依存性薬物との違いといえます。

入手が簡単

市販薬は街中の店舗で、あるいはインターネットのショッピングサイトなどで、簡単に入手できます。乱用のおそれのある市販薬については、販売数量の制限、使用目的の確認など、国が販売ルールを定めていますが、必ずしも守られているとはいえません。

店側がルールを守っていても、複数の店を利用すれば大量購入は可能です。

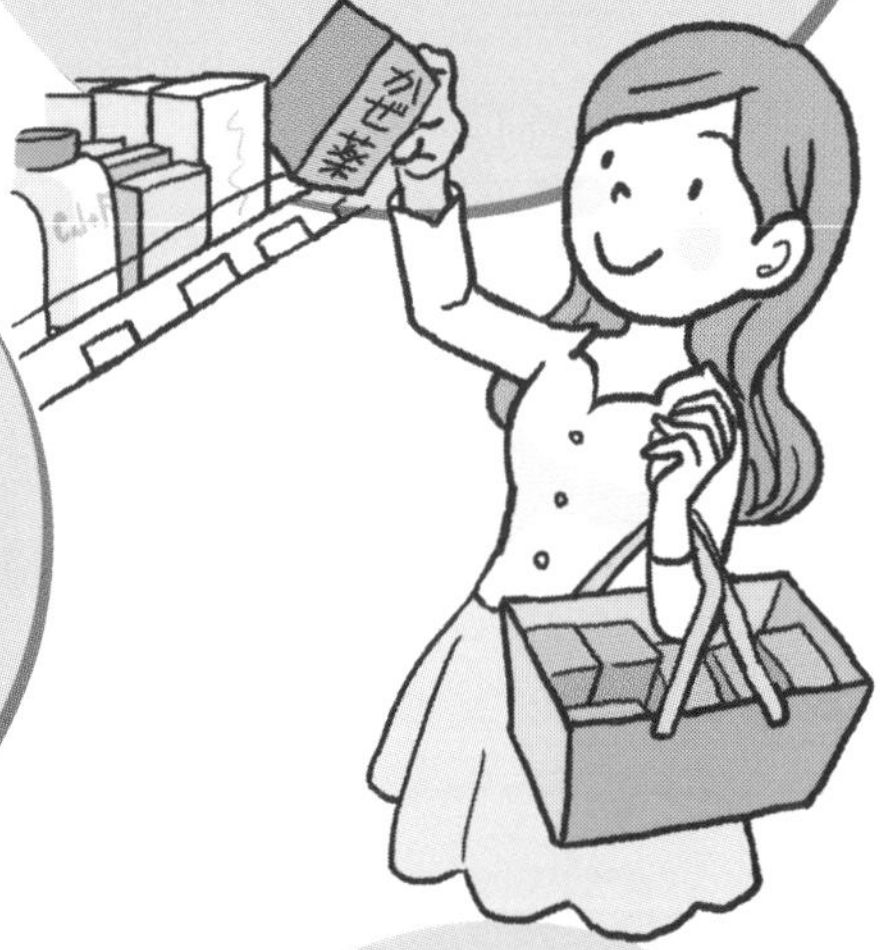

心理的ハードルが低い

密売人を探したり、病院で医師に処方箋を書いてもらったりといったハードルがなく、使用にあたっての抵抗感は小さいでしょう。

量が増えやすい

大量購入しやすい分、少しだけ多めに……が重なり、規定量の数十倍に達する飲み方をする人もまれではありません。

離脱の症状はかなり深刻

大量服用をくり返している場合、使用を中止すると、全身のだるさや焦燥感が強く現れ、眠れないなどといった苦しい離脱症状に見舞われます。

乱用・依存をまねきやすいもの

せき止め（鎮咳薬）や風邪薬などの市販薬は、つらい気持ちをやわらげるために、カフェインは眠気覚ましに使い始める人が目立ちます。

カフェイン

カフェインには、中枢神経系を興奮させる作用があります。過剰摂取は、激しい動悸などパニック発作に近い症状を引き起こすおそれがあります。

コーヒーや茶類、いわゆるエナジードリンクなどにも含まれていますが、過剰摂取が起こりやすいのは、1錠でコーヒー1杯分に相当するカフェインを含む錠剤の乱用です。

タバコ

肺疾患をはじめ健康被害との関連は明らかですが、タバコに含まれるニコチンは、数ある依存性物質のなかでもとくに依存性が高いものの一つです。ニコチン依存症の状態に陥っている人は少なくありません。

やめたいけれどやめられない状態なら、禁煙外来の利用を考えるとよいでしょう。

せき止め・風邪薬・鎮痛薬など

覚醒・鎮静と相反する複数の成分を含むもの、医療の現場ではすでに使われていない成分を含むものもあります。

- せき止め、風邪薬のなかにはコデイン、ジヒドロコデイン、ジヒドロコデインセキサノールなど、狭義の麻薬と同様の鎮静成分を含むものもある。大量に飲むと高揚感や多幸感を得られるとされる
- せき止め、鼻炎治療薬などに用いられるエフェドリン、プソイドエフェドリン、メチルエフェドリンは、依存を生じさせやすい覚醒成分
- 一部の睡眠改善薬や鎮痛薬に含有されるブロムワレリル尿素（ブロモバレリル尿素）は、過量服用で死に至る危険性もある物質で、医療の現場ではほとんど用いられていない

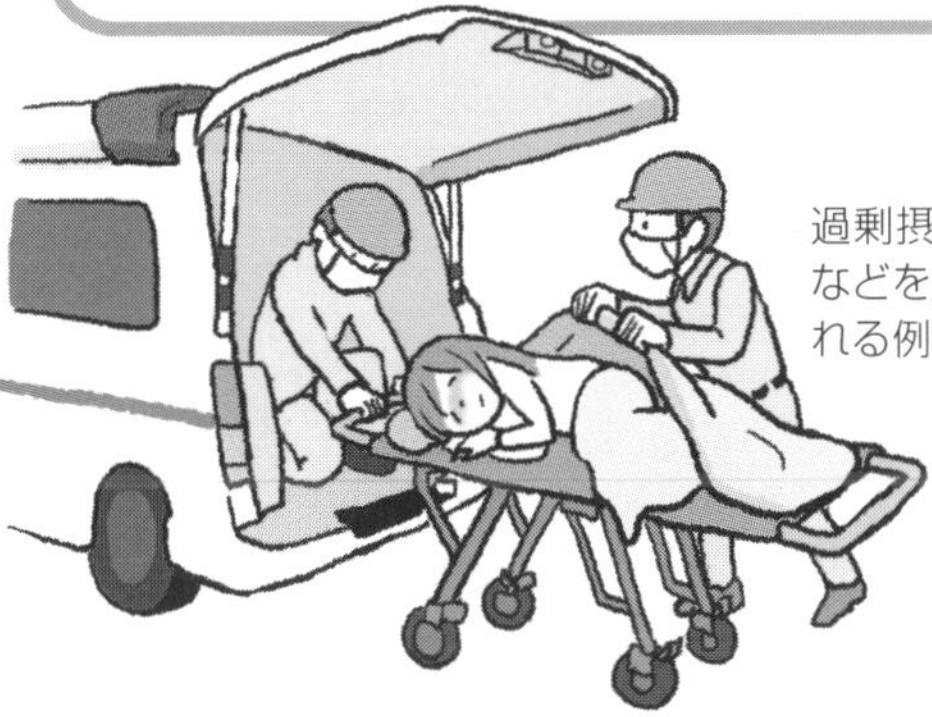

過剰摂取により、意識障害などを起こして救急搬送される例も増えている

処方薬より依存性が高いものも

市販薬・市販品を乱用する人のなかには、うつ病などの精神疾患をかかえている人が少なくありません。処方薬を使いつつ市販薬も、さらにはアルコールも使い、つらい気持ちをやわらげているという人が目立ちます。

国の医療費抑制策により、処方薬から市販薬への切り替えも増えています。その際、たとえば処方薬には入っていないカフェインが、市販の鎮痛薬には添加されるなどといったことが起こりがちです。依存性の高さは、むしろ処方薬を上回るものもあります。

借金問題をかかえやすいギャンブル依存

ギャンブルは、依存性薬物を使用したときのような脳の変化を生じさせます。趣味・愛好の範囲を超え、コントロールがきかなくなり、多額の借金をかかえるようになることも少なくありません。

ギャンブルの特徴

法律で「ギャンブル」とされるものは一定の行為に限られますが、一般的には、金品などを賭けて勝負に挑み、勝てば利益を得られ、負ければ損失を被る行為全般を指します。

報酬系の働きを強化する

ギャンブルは、物質依存と同様の変化を起こす依存的な行為として、最初に認められたもの。報酬系が強化され、強い精神依存が生じやすくなります。ギャンブル依存症は、医学的には「ギャンブル障害」といわれます。

基本的には負けることのほうが多いが、勝てば快感が得られる

「もう1回！」が止まらず、勝ったり、負けたりをくり返す

やめようとしても、やめられない!

勝ってもしだいに満足できなくなり、エスカレートしていく

「ギャンブル」とされる行為はいろいろ

違法な賭博や、公的に運営される合法のギャンブル（公営ギャンブル）については、法律の定めがあります。法的にはギャンブルではなく「遊技」とされるパチンコやスロットも、広い意味ではギャンブルの一種です。

公営競技（公営ギャンブル）
競馬、競輪、競艇、オートレース

遊技
麻雀、パチンコ、スロットなど

投機
先物取引、FXなど

その他
宝くじ、オンラインギャンブル、カジノでの賭博行為など

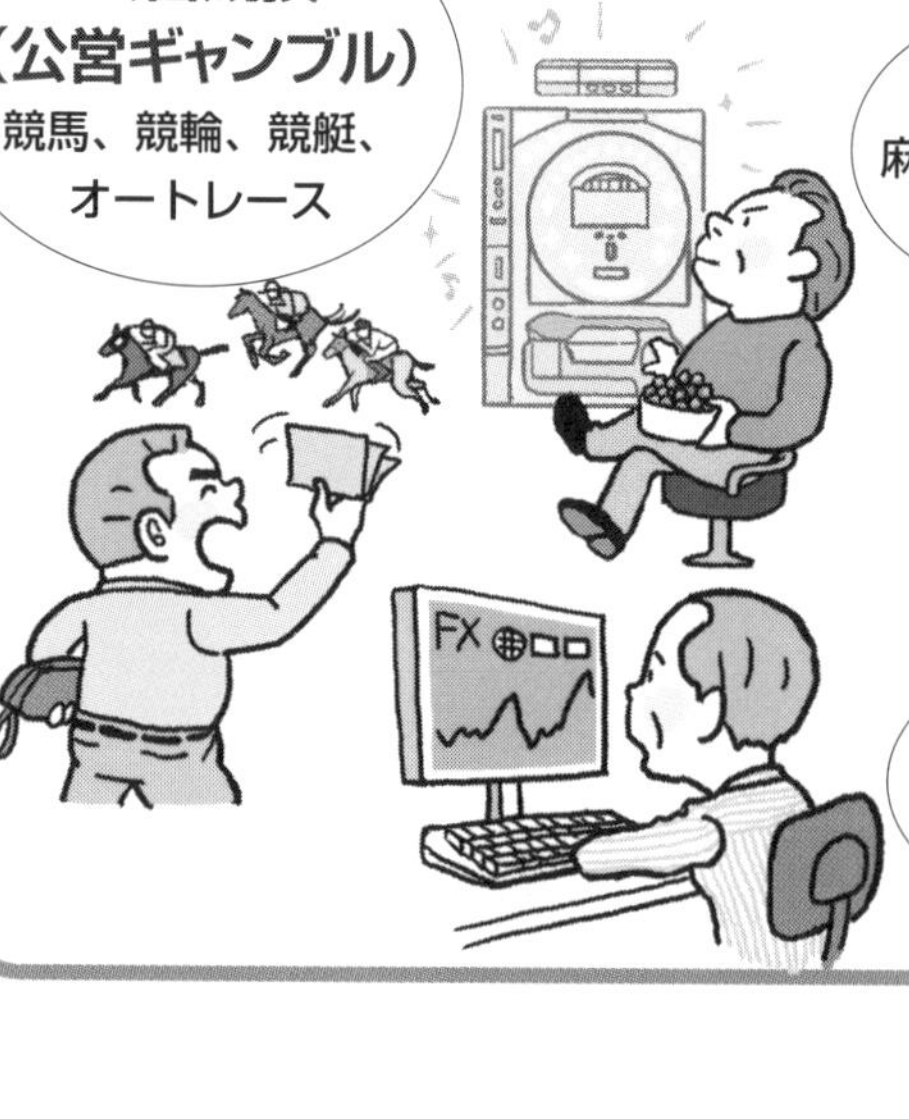

愛好家か依存症者か「LOST」でチェック

直近1年間のギャンブル経験をふり返って考えてみましょう。自分では趣味の範囲のつもりでも2つ以上当てはまることがあれば、依存症の疑いがあります（ギャンブル依存症問題を考える会による）。

Limitless ……いくらでも!
ギャンブルをするときには予算や時間の制限を決めない、決めても守れない

Once again ……もう1回!
ギャンブルに勝ったら、「次のギャンブルに使おう」と考える

Secret ……こっそりと……
ギャンブルをしたことをだれかに隠す

Take money back ……取り返してやる!
ギャンブに負けたときにすぐに取り返したいと思う

周囲を巻き込む大問題が起こりやすい

日本は世界的にみるとギャンブル依存症の人がかなり多い国で、ギャンブル依存症が疑われる人の割合は、欧米の数倍といわれます。合法の公営ギャンブルや、実質的にはギャンブルの一種であるパチンコ、スロット店の多さが、日本のギャンブル依存症者を増やす一因になっています。

多額の借金など、周囲を巻き込む大きな問題が生じやすいのがギャンブル依存症の怖さです。予算や時間を制限し、勝っても続けない、負けたら「ついていない」と考えてしばらく控える――それができないようなら専門機関での相談を考えましょう（→第3章、第4章）。

「買いもの依存症」も金銭問題に発展しやすい

買いものがストレス発散法という人は、比較的女性に多いようです。家庭生活、とりわけ夫への不満や怒りから、自分でも気づかないうちに家計にダメージを与えるような買いものをくり返す人もいます。

疾患としての実態は明らかではありませんが、生活が破たんし、周囲を巻き込むような状態になっているのであれば、「買いもの依存症」として対応していく必要があります。

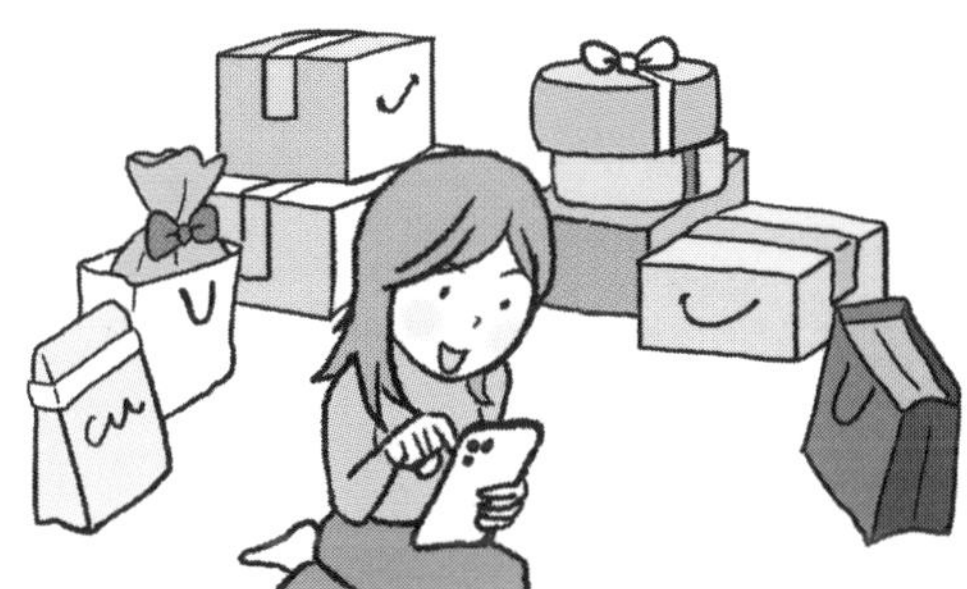

ネット・ゲーム依存の裏にも「つながり」への渇望が

ゲーム、とくにインターネットを利用して、他のプレーヤーとともにおこなうゲームへのいちじるしい依存は、「ゲーム障害」という病気としてとらえられるようになってきています。

ネット・ゲームの特徴

ゲーム目的のインターネット利用は、依存的な使い方になりやすい面があります。ゲーム以外の用途でも、過剰使用に陥ることはあります。

日常生活に欠かせない面もある

インターネットや、スマートフォン（スマホ）やパソコンなどの機器、ゲームをはじめとする種々のコンテンツは、現代の生活に欠かせないものになっています。

使用ゼロを目指すのは現実的ではなく、また、たんに利用時間が長いというだけで、悪い依存だとはいえません。

「問題」の線引きが難しい

国際的な診断基準では、インターネットゲーム（オンラインゲーム）、もしくはオフラインを含めたゲームに対する依存については、障害と判断する基準を示しています。

ゲーム目的以外でのインターネット利用、スマホの利用については、日常的な行為と、依存的な行動としてとらえるべき問題行為との境界があいまいです。

インターネットゲーム障害

DSM-5（→P16）では、ほかのプレーヤーとゲームをするためのインターネット利用について、一定の項目を満たした場合に「インターネットゲーム障害」とする診断の基準案が示されている

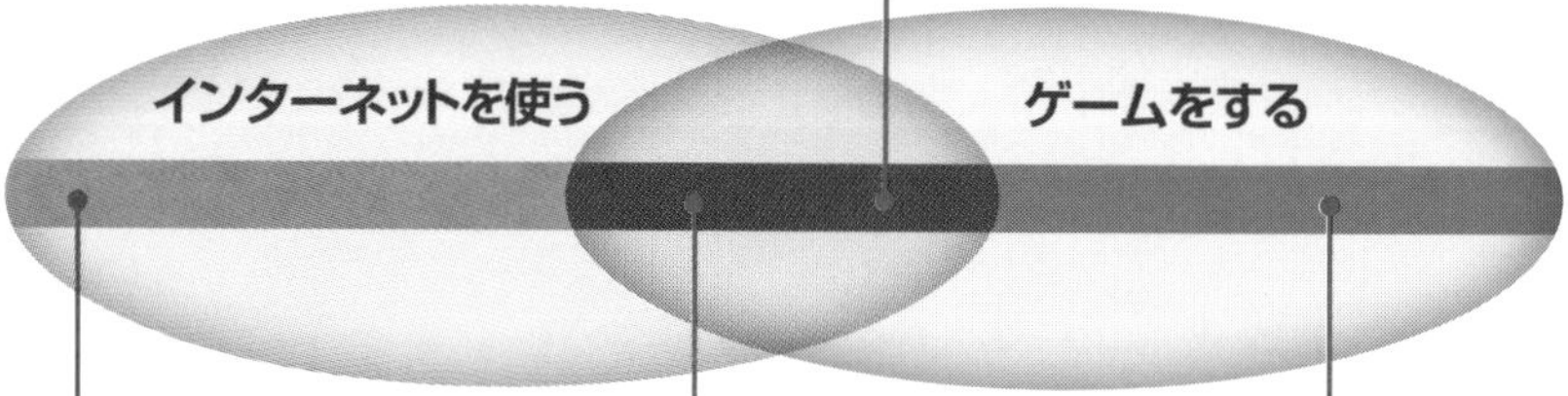

依存的な用い方

インターネット依存、スマホ依存などともいわれるが、障害と判断する国際的な基準は示されていない。本来すべきことがおろそかになっている状態であれば、使用時間を制限するなど、利用のしかたを見直すことは必要

ゲーム障害

ICD-11（→P16）では、インターネット接続下でおこなうゲーム、いわゆるオンラインゲームだけでなく、オフラインのゲームを含め、利用のしかたをコントロールできず、なによりもゲームを優先し、そのために生活に支障をきたしていてもやめずに続けている状態が12ヵ月続く場合、「ゲーム障害」と判断する

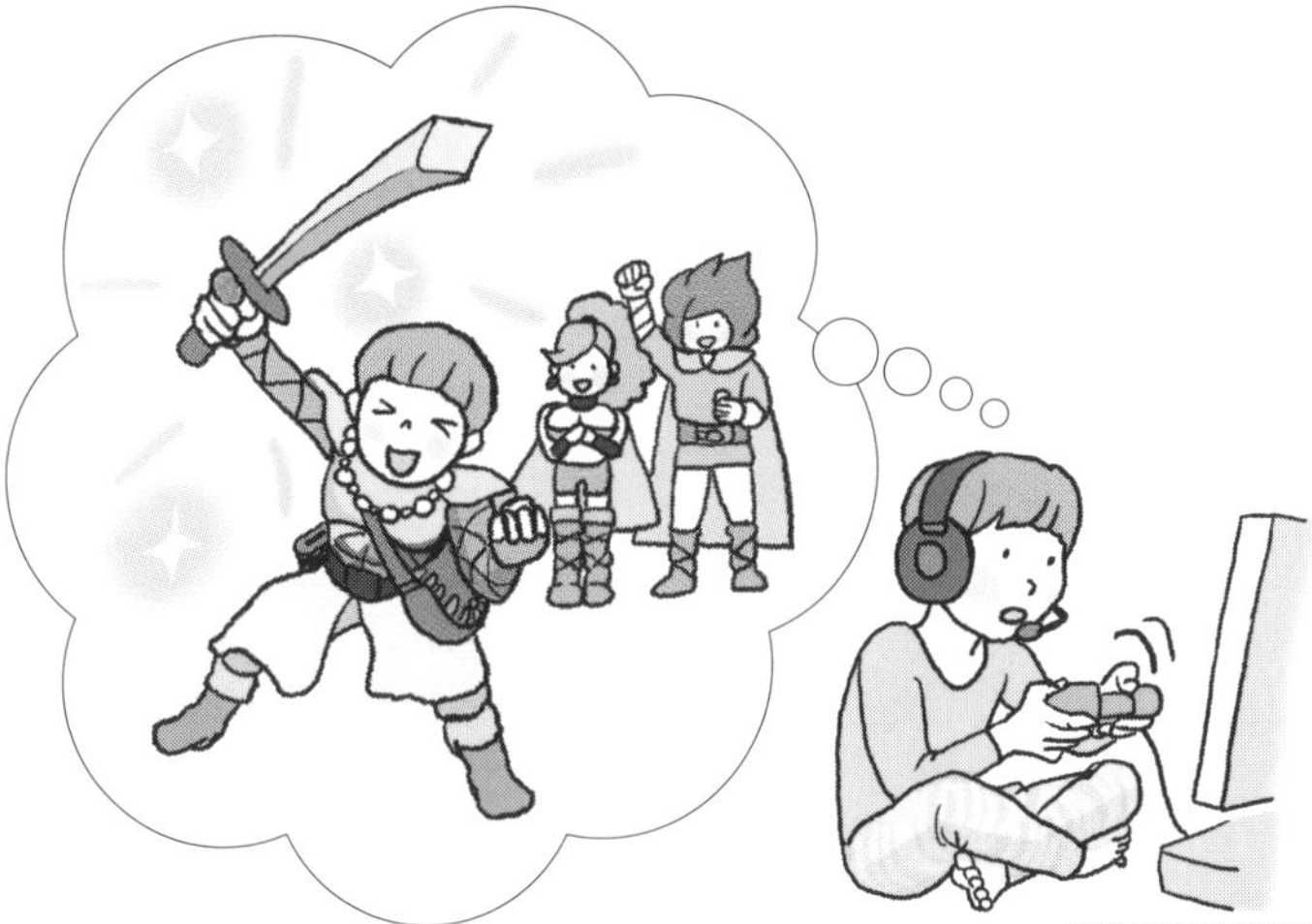

リアルでなくともつながれる

実際に会わなくても他者とのつながりを得やすい点は、インターネットを利用するメリットの一つです。

「ここ」なら承認される

複数のプレーヤーが参加するゲームなどでは、熟練するにつれ賞賛を得やすくなります。

リアルな世界で満たされない

学校や職場、家庭などで居心地が悪い、リアルな人間関係がうまくいかない場合、ネット空間でのつながりに依存しがちです。

依存的な利用のしかたになりやすい

ゲームそのものの面白さや達成感、リアルな世界でのいやなことを忘れられるという以上に、他者からの承認が報酬となります。

やめられない背景にはしんどさがあることが多い

若い世代では、喫煙や飲酒、薬物などに依存する人は減る一方で、ゲームに夢中、食事中もスマホやタブレットを手放せなくて困るという家族の声は増えています。

多くは一時的にはまってもいずれ落ち着いてくるものです。頭ごなしに禁止するより、適切なつきあい方を家族で話し合い、決めていけばよいでしょう。

ゲームをするために、昼夜逆転の生活になり、学校や職場に行けなくなるような場合、リアルな生活で、なにかしら問題をかかえていることが少なくありません。やめられない背景になにがあるかを知り、対応していくことが必要です。「ダメなものはダメ」という対応では、背景にある悩みを話す機会はなくなりますし、本人はオンライン上で見つけた仲間とのつながりを奪われまいと、全力で、隠れてするようになるだけです。

COLUMN

自傷行為や摂食障害も依存症としての側面がある

薬物乱用との関連が深い、自己破壊的な行動

違法・合法を問わず薬物を乱用する人のなかには、自分の体を自分で傷つけたり、過食しては吐き戻したりと、あえて自分から苦しみを背負うような自己破壊的な行動をくり返す人が少なからずみられます。その傾向は女性のほうがより顕著で、とくに虐待や性被害、DVなどのトラウマ体験をもつ人の割合が高いともいわれます。

トラウマ体験時の記憶は、ふだんは忘れていてもふとした瞬間に現れ、「そのとき」の感覚や感情をよみがえらせます。そんなとき、自傷や過食嘔吐など、自分でコントロールできる苦痛は、「今」にとどまるために役立っている可能性があります。自己治療的にくり返される行為であるという点で、自傷行為や、過食嘔吐をはじめとする摂食障害は、依存症としての側面があるといえるでしょう。

短期的には生き延びるために役立つ行為だとしても、長期的には健康に害をもたらすばかりか、自殺リスクを高めたりもします。だからといって、「そんなことをするな」と止めようとするだけで止まるものでもありません。依存的な行為の背景にあるものへの対応を進めていく必要があります（↓P64）。

▼女性の覚せい剤事犯者の場合

過食や自傷行為の経験がある人の割合がとくに高い傾向がある

食べることをやめられないと感じながら、過食したことがある人 42.2%

体重が増えることをおそれて、食べ吐きをくり返したことがある人 19.4%

リストカットなどの自傷行為をしたことがある人 41.2%

（国立精神・神経医療研究センター／法務省法務総合研究所「覚せい剤事犯者の理解とサポート2018」による）

第3章

回復に必要なこと

やめようとしてもやめられないのが、依存症という病気です。
しかし、生活のすべてが「それ」に支配されるような状態から
抜け出せない、というわけではありません。
周囲の支えと、いっしょに歩む仲間の存在が、
回復に向けた大きな力になります。

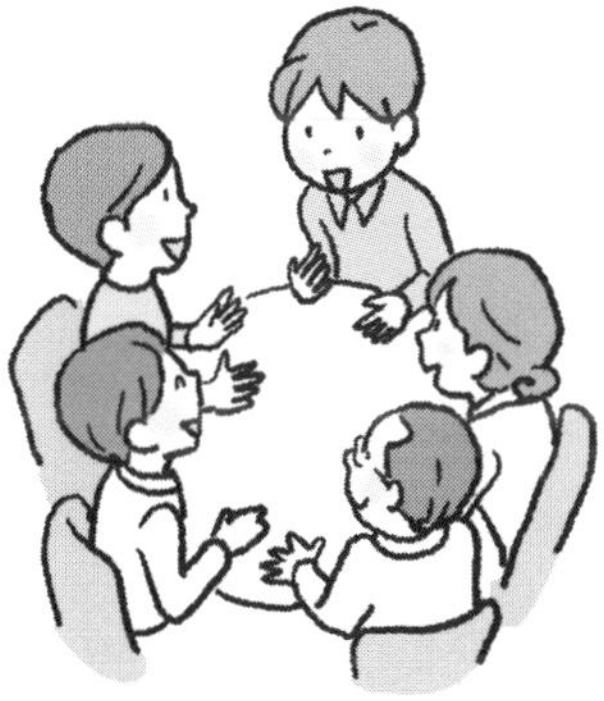

なる前の状態には戻せない。でも回復は可能

自分一人ではコントロールできず、困った事態が生じている場合には、依存症として対応していく必要があります。長い取り組みになりますが、回復は可能です。

回復に向けた取り組みの基本

依存症の治療は、特定のもの、特定の行為だけに依存しなくてすむようにするためのもの。それにとらわれることで失ったもの——心身の健康や信頼の回復を目指します。

悪い依存が続く

（→第1章）

「依存症の脳」がであがる

脳の神経回路に生じた変化は元に戻せない。ちょっとしたことでスイッチが入り、依存的な行動が始まり、止められなくなる

二次的な問題の発生

生活面、身体面で問題が生じたり、違法薬物の場合は刑事事件として取り扱われたりする

周囲の信頼の失墜

対応開始

病気としての治療・対応を始め、それを継続する

- 専門機関での相談
- 各種治療プログラムへの参加
- 必要に応じて薬物療法
- 自助グループへの参加
- 民間リハビリ施設の利用

入院・入所は必要な場合のみ

離脱症状が激しい、身体症状や精神症状が強いなどといった場合には入院がすすめられますが、依存症に対する治療プログラム自体は、通院でも受けられます。

また、刑務所など矯正施設への入所が決まることもあります。治療のための入所ではありませんが、依存対象から強制的に離されるため、その間は確実にやめられます。

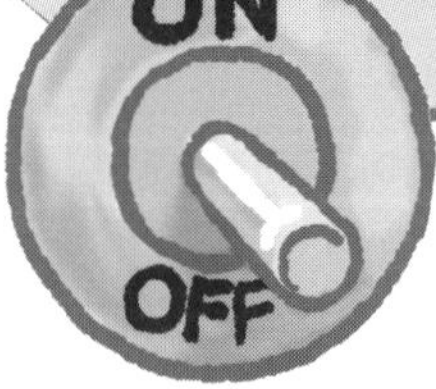

スイッチが入ると、依存的な行動が止まりにくくなる脳の状態は変わらない。スイッチを入れないようにするための工夫を学んでいく

取り組み続ければよい変化が生じる

依存症は治らない——そんなふうにいわれることがあります。たしかに、薬物やアルコールなど、依存対象となるものによって報酬系の回路が活性化するしくみや、そのときの記憶は完全には消えません。治療を続け、「もう大丈夫。今度こそうまく使えるだろう」などと思っても、再開すれば、またコントロールがきかなくなります。これが、「依存症は治らない」といわれる理由です。

治らないからこそ、それに依存せずにすむよう取り組み続けることが大切です。そうした取り組みを続け、行動が変わるうちに渇望は薄らいでいくでしょう。依存症がもとで生じた問題が解決していけば、周囲の信頼の回復も可能です。

通院・通所しながら取り組み続ける

認知行動療法をベースにした各種の治療プログラムへの参加や、自助グループでの支え合いを中心に取り組みを続けます。

併存する精神障害や、二次的に生じている精神症状に対しては薬物療法をおこなうこともありますが、依存症で生じた脳の変化そのものを治す薬はありません。

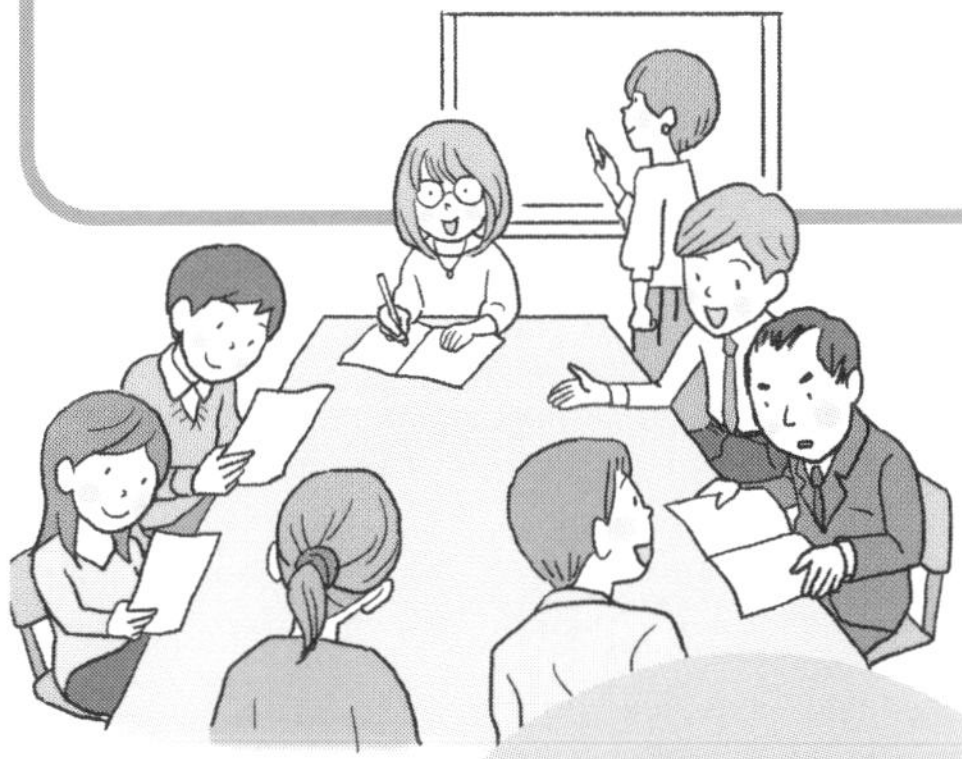

体の回復
薬物やアルコールの離脱症状は、一定期間やめていれば治まる。長期使用による身体的なダメージも徐々に回復する

心の回復
それがなくても、やっていけるようになる

信頼の回復
依存的な行動によって失われていた周囲の信頼が戻ってくる

回復を支える機関

孤立の病だからこそつなげることが重要

アディクション（依存）からコネクション（つながり）へ。「孤立の病」ともいわれる依存症だからこそ、孤立を防ぐこと、新たなつながりをつくることが回復の支えになります。

回復への道の入り口はいろいろ

「それ」が最優先だからこそ病的な状態なのであり、本人が自ら進んで支援を求めることは期待できません。それでも「このままではまずい」という思いが強まれば、回復に向けたスタートを切りやすくなります。

家族など、身近な人の働きかけで……

なんらかのトラブルが生じ、本人が後悔しているときこそ働きかけのチャンスです。ただし、叱責や懇願ではうまくいきません。コツを学びましょう（→第4章）。

身体的な問題で……

薬物の大量使用により意識障害を起こした、うつ病などの精神障害がある、飲酒や喫煙の影響で健康状態が悪化しているなど、依存症と関連する身体的な問題から医療機関とのかかわりが生じることもあります。

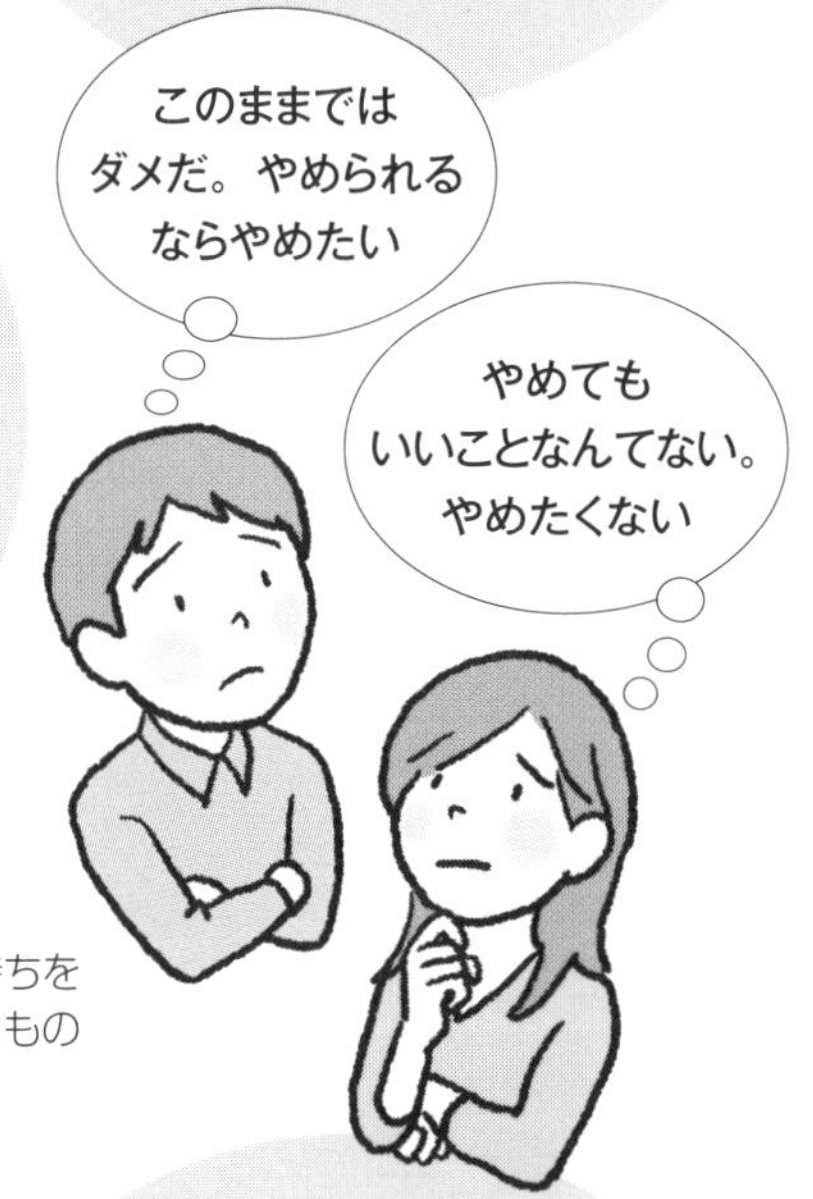

このままではダメだ。やめられるならやめたい
やめてもいいことなんてない。やめたくない

相反する気持ちをかかえているもの

司法的な問題で……

違法薬物の所持・使用で逮捕された、暴力事件や飲酒運転による事故を起こしたなど、司法的な対応が必要になり、そこから依存症治療へとつながることもあります。

つながりを広げれば身近な人との関係も変わる

依存症の程度が進むにつれ、家族をはじめ、周囲の身近な人との関係は悪化しやすくなります。孤立した本人は、ますます「それ」だけを頼りにするようになるという、悪循環に陥りがちです。

身近な人、家族の支えは重要で

連携しながら支えていく

依存症は、医療機関にかかれば治るというものではありません。状況に応じて、多職種・多機関の支えが必要になります

「依存症対策全国センター」のサイトで、全国の相談窓口・依存症治療を受けられる医療機関を検索できる
https://www.ncasa-japan.jp/

精神保健福祉センター
依存症の相談拠点となるところ。家族支援や、治療・回復プログラムの実施など（→P76）

医療機関
依存症を専門とする医療機関では、入院または通院による治療プログラムを実施。一般内科などとの連携が必要なこともある

地域の自助グループ
当事者やその家族がそれぞれの体験を話したり聞いたりして支え合う（→P62、84）

相談機関や医療機関から警察への通報を義務づける法令はない。違法な薬物を使っている場合でも、相談が逮捕につながるおそれはまずない

司法関連機関
場合によっては警察、刑務所などの刑事施設、保護観察所など関係機関の協力も（→P68）

民間の回復支援施設
基本的には共同生活を送りながら、依存症からの回復を目指す施設（→P62）

その他
暴力、借金、経済的な問題などは、それぞれ専門家や専門機関との連携が必要（→P82）

すが、悪化した関係を、そのなかだけで改善させようとしても、なかなかうまくいきません。

だからこそ必要なのは、新たなつながりをつくることです。専門機関を利用し、つながりを広げるなかで、身近な人との関係も変わっていきます。

回復の過程

再発は想定内。行きつ戻りつ進むもの

またやってしまった――依存対象はなんであれ、やめるための取り組みを始めても、再発はしばしば起こるもの。そこであきらめず、取り組み続けることが大切です。

再発と寛解をくり返す慢性疾患

長年、続いてきた依存的な行動は、治療を始めればピタリと止まるというものではありません。たとえば薬物依存症は、「再発と寛解（乱用が止まり、落ち着いた状態）をくり返す慢性疾患」ととらえるのが、国際的な共通見解です。

依存症に再発はつきものです。アルコール関連の問題で入院していた人では、退院後の一年間、断酒し続けられる人は三割程度、薬物依存の場合、治療プログラム終了から一年間の断薬率は、四割程度といわれます。それでも「再発＝失敗」ととらえてあきらめず、取り組み続ければ、行きつ戻りつしながらも回復へと向かっていくでしょう。

回復のしかたには波がある

「やめよう」と決意して治療に取り組み始めた人でも、依存症からの回復は一直線には進まないのが普通です。

取り組みを始めてから1年ほどの間に起こりやすい本人の変化は、以下のようにまとめられます。入院・入所していた場合には、退院・退所後の変化ととらえてください。

ハネムーン気分で絶好調

体の調子がよくなってくると、気分も上向きに。「もう大丈夫！」という自信が生まれてきたりもします。2～3ヵ月ほどはその状態が続きます。

行きすぎると「たまにはいいか」と、再使用に結びつくこともあるので注意が必要です。

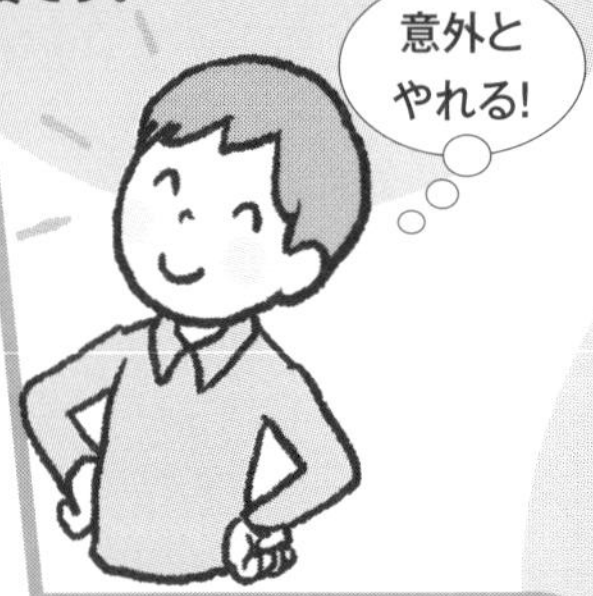

つながりを増やしておこう

活動に前向きな時期だからこそ、自助グループに参加してみるなど、自分の支えになる新たなつながりを増やすための取り組みを始めましょう。

しんどさが募る

薬物やアルコールをやめたあとは、知らず知らずのうちにたまっていた心身のダメージが現れやすくなります。その時期を入院・入所で過ごしていた場合も、退院・退所後の生活のなかで、新たな不安に襲われたりもします。

2週間もすれば慣れてきます。無理せず十分に休養をとりながら、生活のリズムを整えていきましょう。不眠・不安が強ければ医師に相談してください。

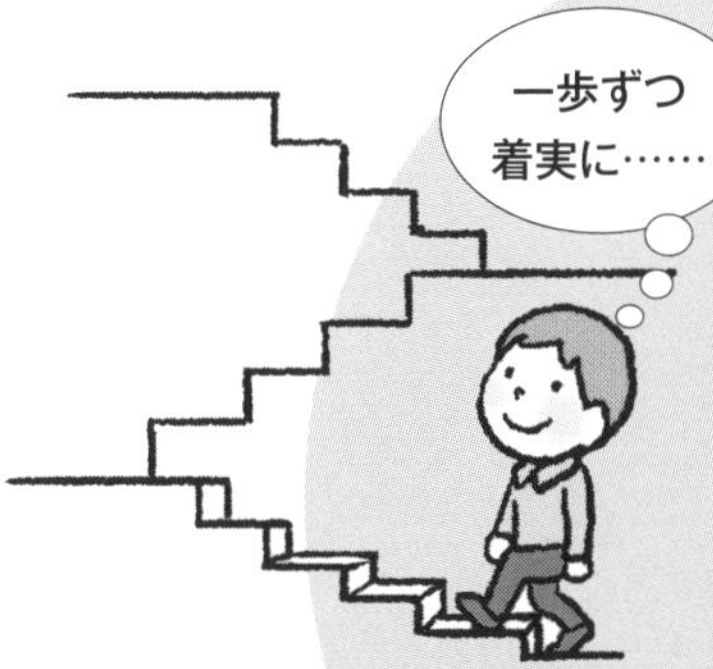
一歩ずつ
着実に……

新しい生活に適応していく

取り組みを始めてから半年くらいたつと、依存対象を求める気持ちはやわらぎます。これからの生き方を考えられるようにもなるでしょう。

再発しやすい状況はなるべく避けながら、仕事の再開を含め、生活の再建に取り組んでいきます。

「やめる」以外の活動を増やす

運動を始める、自助グループでの活動を増やすなど、活動の幅や量を増やしてみましょう。

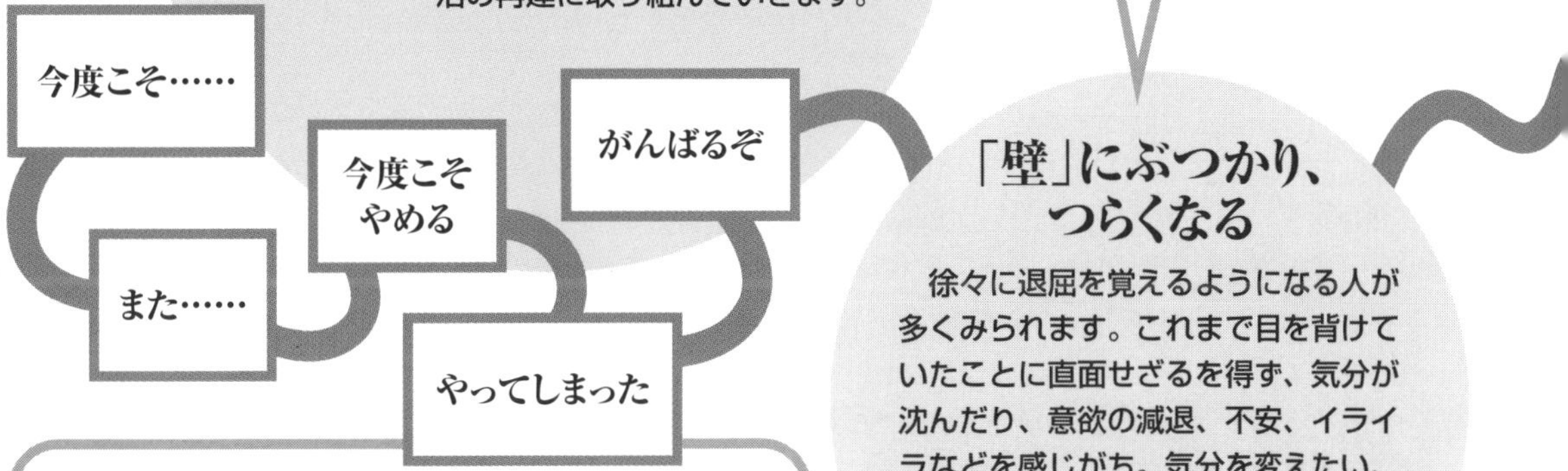
今度こそ……
また……
今度こそ
やめる
やってしまった
がんばるぞ

「壁」にぶつかり、つらくなる

徐々に退屈を覚えるようになる人が多くみられます。これまで目を背けていたことに直面せざるを得ず、気分が沈んだり、意欲の減退、不安、イライラなどを感じがち。気分を変えたい、慣れ親しんだものや行為に頼りたい気持ちが強まることもあります。

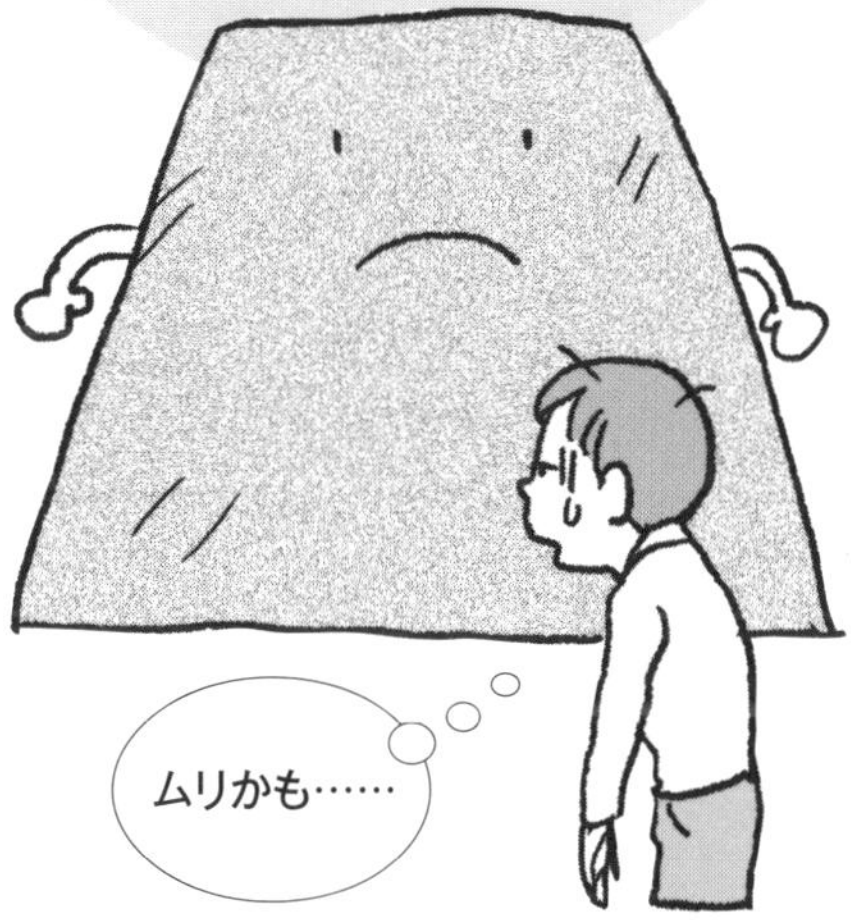
ムリかも……

再発しやすい4つの状況

再発とは、依存対象となっていたものや行為をやめていた状態をやめること。再発をまねきやすい状況はHALT（「停止する」の意）という言葉で端的に示されます。避ける工夫が必要です（→P60）。

Hungry……おなかが空いているとき
（**H**appy………万事順調で調子に乗りすぎているときも要注意）

Angry………だれか、なにかへの怒りが強いとき

Lonely………孤独感、さびしさが強いとき

Tired…………疲れが強いとき

ともに学ぶ仲間、支援者とのつながりが力になる

医療機関をはじめ、依存症からの回復を支援するさまざまな機関で、認知行動療法をベースにした治療・回復プログラムが実施されています。参加してみるとよいでしょう。

回復を助けるもの

頭では「やめたほうがいい」とわかっていても、簡単にはいかないのが依存症です。治療・回復プログラムへの参加は、知識と仲間を増やし、回復を促す効果が期待できます。

知ること

依存症という病気そのものについて正しい知識をもち、自分の状態を知ること、また自分の考えや行動のパターンへの気づきが、これまでの行動を変える一助になります。

仲間の存在

同様の経験をしながら回復した人、回復を目指す仲間とのつながりは大きな励ましになります。

場合によっては薬

報酬系の回路が強化された脳の状態は、薬では治せません。ただし、アルコール関連の問題が大きい人は、抗酒剤、断酒を助ける効果のある薬を併用することもあります（→P70）。

継続的な参加がやめ続ける力になる

依存症の治療・回復プログラムとして広く用いられている「スマープ（SMARPP）」は、アメリカでおこなわれている認知行動療法をベースにした治療プログラムを参考にしながら開発されたもの。スマープをもとに、ギャンブル依存症やインターネット・ゲーム障害も含めたプログラムを実施している機関もあります。

認知行動療法は、自分の考え方（認知）や行動のパターンに気づき、見直すことで症状の改善をはかる心理療法の一つです。一般的には訓練を積んだ専門家によっておこなわれる治療技法ですが、スマープの実施にあたっては、必ずしも

治療・回復プログラムの進め方

スマープ（SMARPP）は、基本的には24回※を1クールとして構成されており、1クールで依存症全般について学びます（→P60）。

専用のワークブックを使いながら、薬物やアルコールの問題をかかえた参加者と支援者が、ともに学ぶというスタイルで進められます。

※実施機関によって1クールの回数は異なることもある

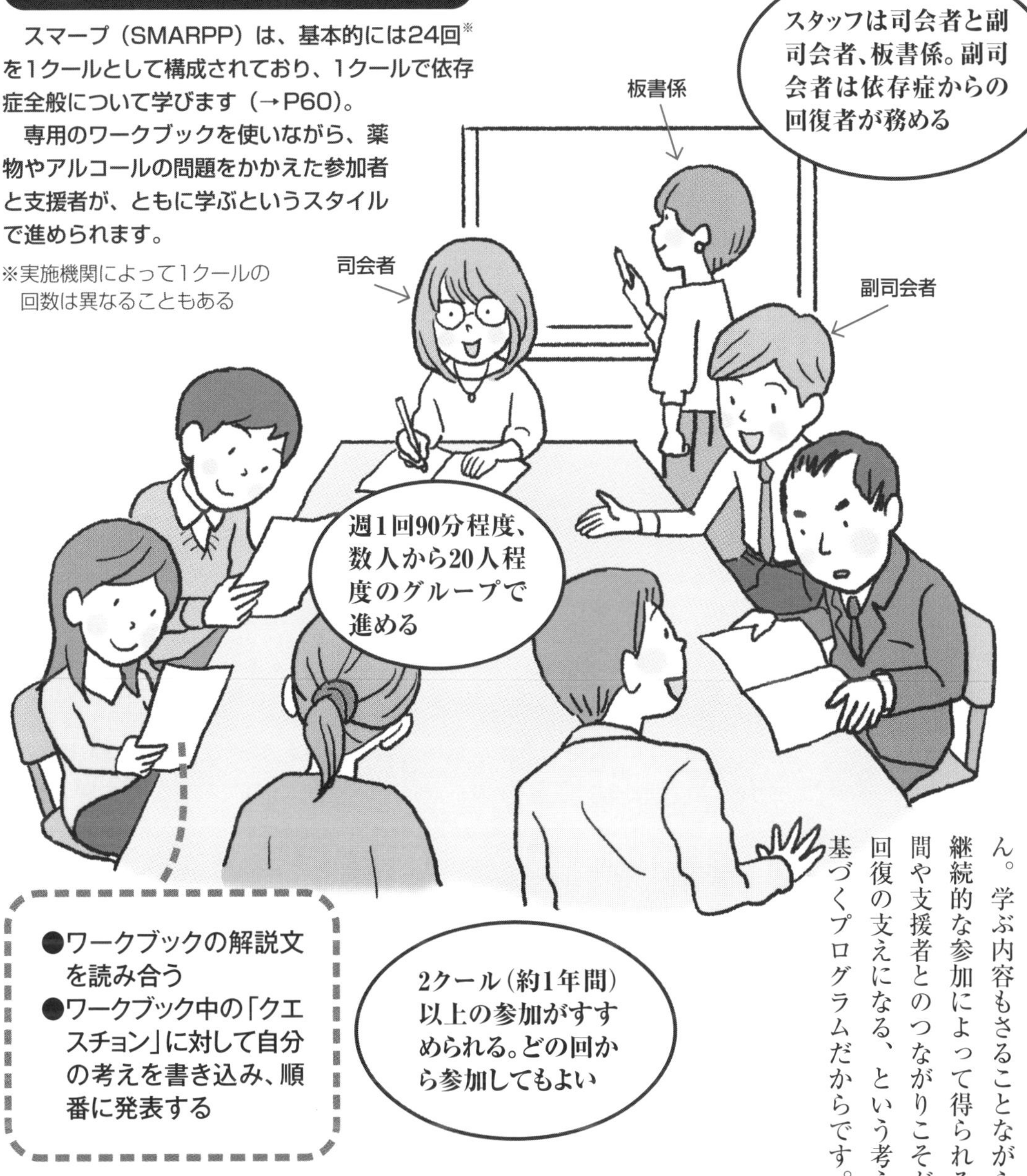

スタッフは司会者と副司会者、板書係。副司会者は依存症からの回復者が務める
板書係
司会者
副司会者
週1回90分程度、数人から20人程度のグループで進める
●ワークブックの解説文を読み合う
●ワークブック中の「クエスチョン」に対して自分の考えを書き込み、順番に発表する
2クール（約1年間）以上の参加がすすめられる。どの回から参加してもよい

心理療法の専門家を必要としません。学ぶ内容もさることながら、継続的な参加によって得られる仲間や支援者とのつながりこそが、回復の支えになる、という考えに基づくプログラムだからです。

SMARPP：Serigaya Methamphetamine Relapse Prevention Program（せりがや覚せい剤依存再発防止プログラム。「せりがや（病院）」は神奈川県立精神医療センターの旧名称）

プログラムで学ぶこと

「一日だけやめる」。それをくり返していく

治療・回復プログラム、スマープ（SMARPP）への参加を続けながら、「今日一日だけはやめる」という日を重ねていきましょう。それが回復につながっていきます。

学びのポイント

スマープでは、『SMARPP-24　物質使用障害治療プログラム』（金剛出版）など、専用のワークブックを使いながら、次のようなことを学んでいきます。

依存症そのものについての知識

依存対象となっているものの危険性や、依存症という病気そのものについて、どんな影響があり、どのように回復していくかなど、総合的な知識を身につけます。

引き金を知る

それがほしい、したいという強烈な欲求を引き起こす刺激を引き金（トリガー）といいます。HALT（→P57）のほか、各人が自分の体験をふり返り、自分の引き金を特定していきます。

それをしたくなる状況（人・場所・もの）

それをしたくなるときの気持ち

錨を探す

「この状況ではさすがにできない」「する気にならない」などということもあったはず。自分にとって、船の錨（アンカー）の役目を果たしてきたものはなにかを探していきます。

引き金が引かれそうなときの対処法を学ぶ

自分の経験をふり返るだけでなく、仲間の経験を聞くのも参考になるでしょう。

自分にとって錨の役目を果たしてくれている人と話す、過ごす

スケジュールを立て直す

自助グループ（→P62）のミーティングに参加する

スケジュールを立てる

暇な日、なにをしてよいかわからない時間があると、引き金が引かれやすくなります。引き金となる状況から離れていられるよう、スケジュールを立ててそれを守るようにします。

必要なのは強い意志より賢さ

依存症からの回復は、依存してきた特定の物質や行為をやめ続けるうちに、実現するもの。しかし、強い意志で依存対象を断つという発想は、しばしば回復を妨げます。自分の強さを確かめようと、あえて危険な状況に身をさらすような行動につながりやすいからです。

やめ続けるために必要なのは強い意志ではなく、再発しやすい状況に気づき、それを避ける賢さです。くり返したい気持ちが高まったとき、「今日一日だけは、やめておこう」と、少しだけ先延ばしにしながら積み重ねた日々が、回復の歩みとなるのです。

前兆に気づく

実際に再発が起こる前には、行動や思考のパターンに変化がみられることが多いもの。これを「再発の前兆」ととらえます。この段階で、「最近、ちょっとまずい」と正直に言える場をつくっておくことは大切です。

依存症的行動

無駄づかいが多くなる、約束を守れなくなる、性行動が変化するなど、「それ」をしていないだけで、あとは以前と同じような行動パターンになる

依存症的思考

「やり直そう」という気持ちが薄れ、「やめてもいいことはなかった」「たまにはいいだろう」などという考えが強くなってきたら要注意

大切なのは参加し続けること

プログラムに参加していても再発はしばしば起こります。「もう行けない」「行きたくない」という気持ちになりやすいのですが、参加し続けることは重要です。

厚生労働科学研究班の調査では、途中までは再使用をくり返しながらでも、九ヵ月以上、参加し続けることができれば、ほとんどの人は薬物などの再使用が止まると報告されています。

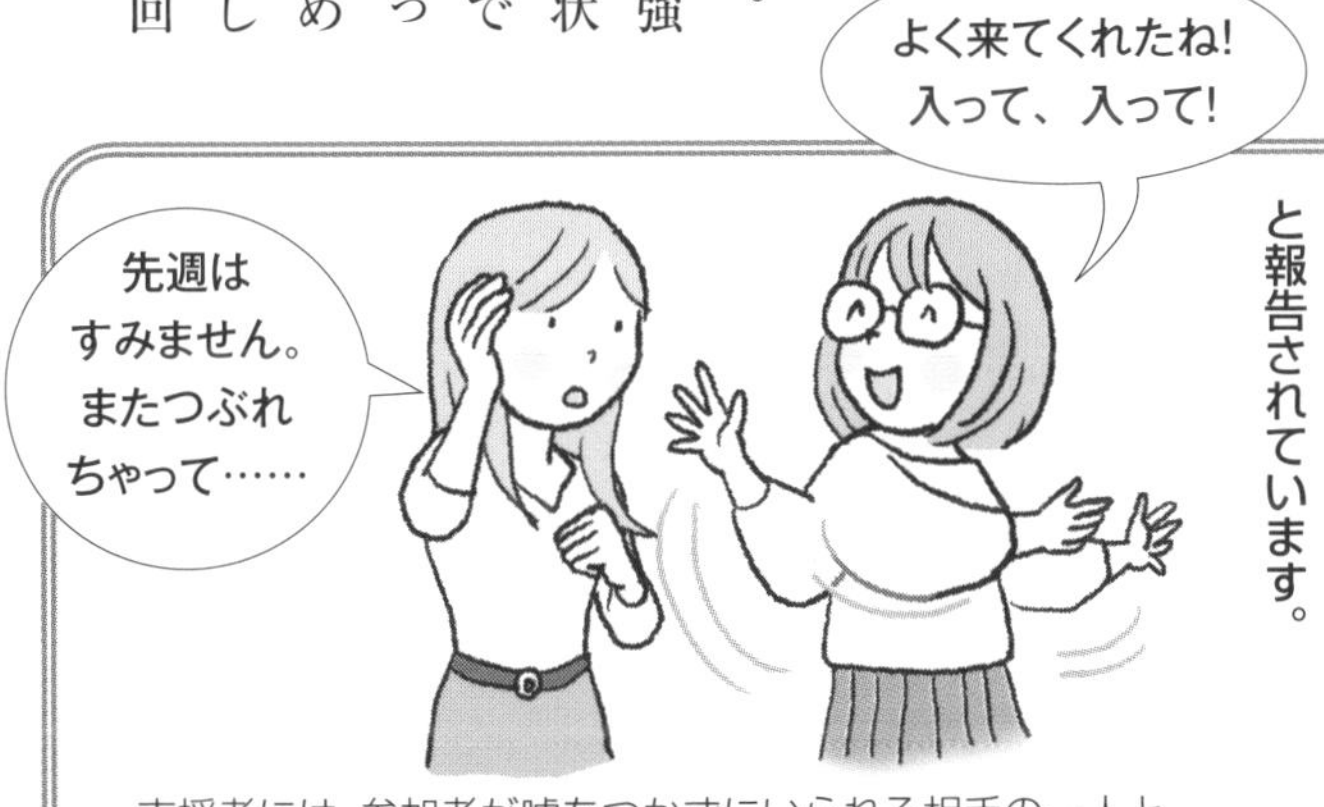
よく来てくれたね！
入って、入って！
先週はすみません。またつぶれちゃって……

支援者には、参加者が嘘をつかずにいられる相手の一人としての役割もある

自助グループ・回復支援施設

身近な人には言えない本音を語れる場が必要

同じ問題をかかえる当事者どうしでの支え合いは、依存症者の大きな力になります。医療機関などで実施する治療・回復プログラムだけでなく、自助グループにも参加してみましょう。

「当事者どうし」が役立つ理由

依存症からの回復を目指すうえで、自分の気持ちや自分がしたことを正直に話せる場をもつことは非常に重要です。そうした場になりうるのが、自助グループや回復支援施設です。

回復を目指していても心中は複雑

- 本当はしたくてたまらない
- 家族に感謝してはいるけど、息苦しい
- またやってしまった

正直に話すと不利益が生じる

- 家族は悲しむだろう。見放されるかも
- 昔の仲間に言えば「またやろう」と誘われるかも

気持ちや行動を隠す

罪悪感・孤独感が高まり、再発の引き金が引かれやすくなる

同じ目的をもつ当事者が相手なら共感し合える

だれかれなしに本音で語れば、相手の反応に傷つくこともあるでしょう。けれど、「やめ続ける」という同じ目的をもつ当事者どうしなら共感し合えます。嘘をつかずにすむので、気持ちが楽になります。

過去の自分に会える

初めての参加者をみて、「やめよう」と決意した頃の初心に立ち返れる

未来の自分に会える

長くやめ続けている人の姿をみれば「回復できるのだ」と実感できる

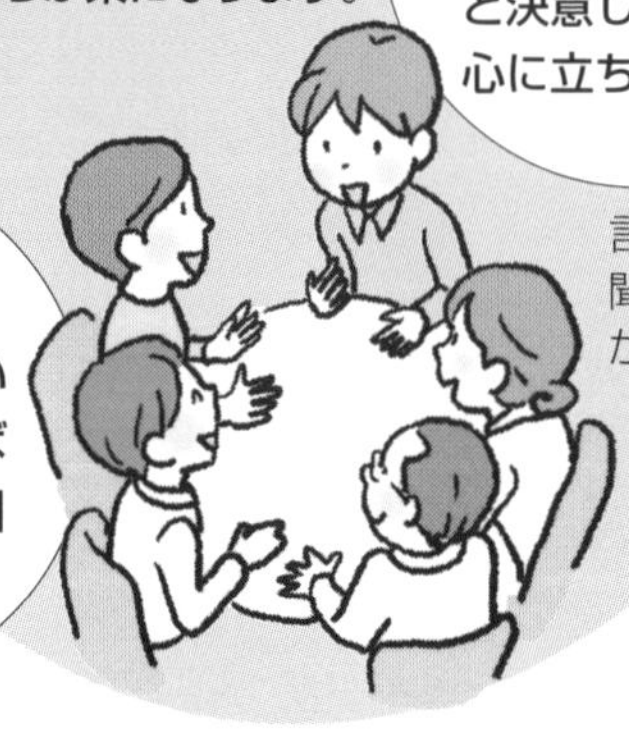

言いっぱなし、聞きっぱなしが基本

回復の取り組みは自助グループから始まった

今でこそ依存症に対応できる医療機関、公的な機関が増えてきま

したが、依存症からの回復を目指す取り組みは、もともとは自助グループから始まったもの。「自分はそこまで深刻ではない」「知らない人ばかりで不安」「傷をなめ合うようでいやだ」などと参加をためらう人も少なくないのですが、まずは実際に足を運んで体験してみるとよいでしょう。

しっくりくる場を見つけよう

雰囲気は、それぞれの自助グループや回復支援施設によって異なります。「自分には合わない」と思っても一度であきらめず、別のところを試してみるとよいでしょう。

自助グループの活動はミーティング中心

かかえている問題別にさまざまな自助グループがあります。いずれも定期的な集まり（ミーティング）を開いており、複数のグループに参加することも可能です。ふだんは定期的に通い、前兆（→P61）を感じたら通う回数を増やすなど、上手に利用していきましょう。

〈アルコール依存症者向け〉

■断酒会（公益社団法人全日本断酒連盟）※1
https://www.dansyu-renmei.or.jp/

■AA（アルコホーリクス・アノニマス）※2
https://aajapan.org/

〈薬物依存症者向け〉

■NA（ナルコティクス・アノニマス）※2
https://najapan.org/

〈ギャンブル依存症者向け〉

■GA（ギャンブラーズ・アノニマス）※2
http://www.gajapan.jp/

※1は会員制。※2は匿名参加可能

回復支援施設は生活の場

主に薬物依存症者向けのダルク（DARC）や、アルコール依存症者向けのマック（MAC）という民間団体が、全国各地にあり、施設を運営しています。

基本的には入所して共同生活を送りながらNAやAAのミーティングに参加し、生活を整えていきます。通所型の施設もあります。

■ダルク（DARC）
http://darc-ic.com/

■マック（MAC）
https://maccouncil.com/

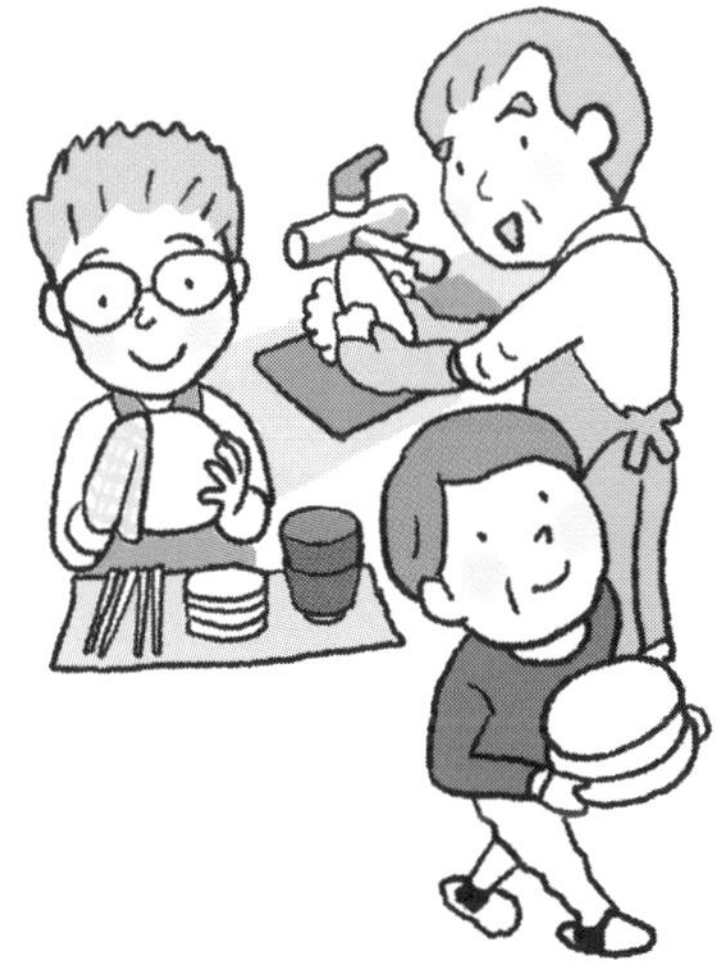

ダルクはNA、マックはAAとのつながりが深い。施設利用中も、施設を出てからもミーティング参加を続けるとよい

依存せずにはいられない「つらさ」を軽くする

依存的な行動には、自分がかかえる苦痛に対する自分なりの対処法という面もあります。依存症の背後にある生きづらさを、より適切な方法で軽くしていくことが必要です。

依存症への対応から メンタルヘルスケアへ

カンツィアンらが提唱した自己治療仮説（→P24）のとおり、苦痛を軽くし、気持ちを楽にするための手段として薬物やアルコールが使用され、依存症に至る例もあります。

その場合、「やめる」という選択には、自分をコントロールする手段を失うような怖さが伴います。だからこそ、より適切な方法をいっしょに探し、必要なときにはすぐにケアを提供できるような支援体制が必要とされます。依存症への対応は、メンタルヘルスのケアにつなげるための入場券のようなもの。依存症の背後にある心の状態に目を向けてこそ、回復がはかられるのです。

「やめる」ことで起こるかもしれないこと

薬物やアルコールを自己治療的に用いてきた場合、それを急にやめることで、精神状態の悪化をまねき、ときに自殺リスクを高めるおそれがある点に留意する必要があります。

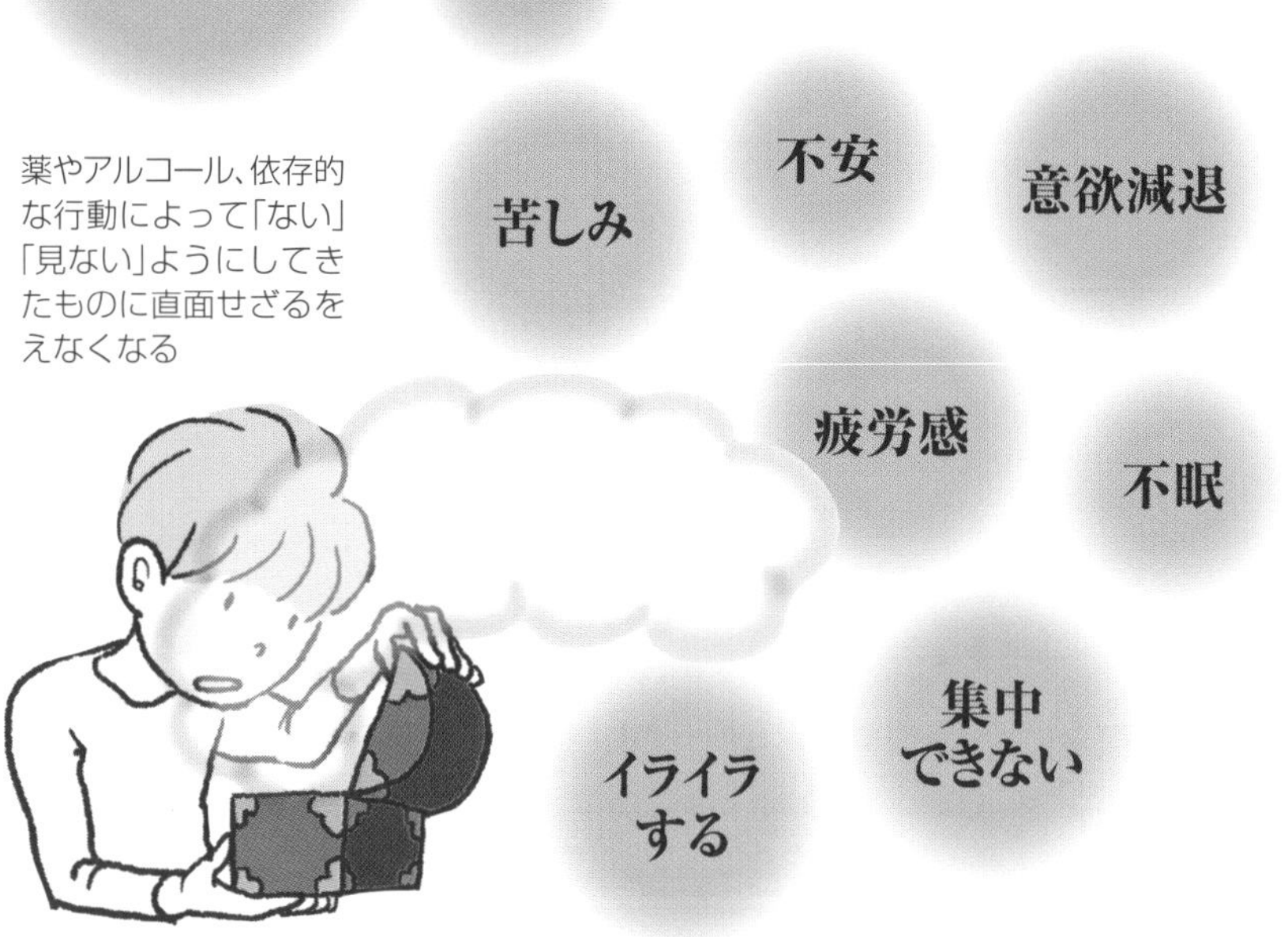
過去の傷つき体験のよみがえり
怒り
苦しみ
不安
意欲減退
疲労感
不眠
集中できない
イライラする

薬やアルコール、依存的な行動によって「ない」「見ない」ようにしてきたものに直面せざるをえなくなる

より専門的な対応が必要になることも

依存症への対応は、「それを使うことで、なにを得られていたのか」を考える必要があります。本人が得ようとしているものをより安全な方法で提供できれば、乱用は避けやすくなるでしょう。

特性への配慮

ニコチンや大麻、覚せい剤の乱用者のなかには、発達障害の一つであるＡＤＨＤ（注意欠如・多動症）の傾向がある人が少なからずみられます。中枢神経系を興奮させる作用による集中力の高まりや、鎮静作用による多動性の緩和に、メリットを感じやすいのでしょう。

発達の特性ゆえに生じやすい問題に対しては、より適切なかたちでの支援が必要です。

人間関係の調整

生きづらさのもとに、身近な人との間に存在する「自分を傷つける関係性」が隠れていることも多くあります。そこから離れられないか考えてみるとよいでしょう。

とはいえ、簡単には関係を断てないこともあります。その場合は、その関係性のなかだけにとどまらず、さまざまな人とのつながりを広げ、相対化をはかることが大切です。

依存症と合併する精神障害をきちんと治療する

依存症だけでなく、診断名がつくようなほかの精神障害もあるなら、その治療をしっかり受けましょう。生活面での困りごとは、公的な機関と相談しながら解決していく必要があります。

統合失調症や気分障害（うつ病・双極性障害）など

それぞれ有効な治療薬がある。症状の悪化を自分で解決しようとせず、医療スタッフに相談し、処方どおりの服薬は続ける

摂食障害

まず依存症の克服を。体重が増えると薬物を使いたくなる場合もあるが、三食しっかり食べて間食をしない生活を続けていると、絶食の合間にたまに過食するより太りにくい

PTSD

トラウマの治療を目的にした心理療法などもある。依存症の治療とバランスよく進める

「弊害を減らす」という視点が回復を促す

犯罪としての側面が強調されやすい薬物依存症ですが、近年、厳罰主義にかわり、「ハームリダクション」という理念に基づいて取り組む国が増えています。

依存性薬物の使用量を減らすために、厳罰化が進む

1960年代以降、国際社会が手を結び、流通ルートを断つとともに、所持・使用も厳しい取り締まりの対象にするなど、世界的に依存性薬物に対する厳罰化が進みました。

結果は……

- 生産量・使用量ともに増大
- 使用者を犯罪者として扱うことにより、治療関係が途切れ、支援につながりにくくなる
- 健康問題、家族関係の崩壊、経済的な問題など、社会的影響も深刻なものに

「害」の低減をはかるハームリダクションの登場

ハームリダクションは、「違法であるかどうかにかかわらず、精神作用性のあるドラッグについて、必ずしもその使用量は減らなくとも、その使用によって生じる健康的・社会的・経済的な悪影響を減少させるためにおこなわれる政策・プログラムと、その実践」と定義されています(Harm Reduction Internationalによる)。

- 使用者を社会的に排除するような政策はとらない
- 科学的根拠に基づく政策、治療プログラムの実践
- 恐怖感を植えつけるだけの予防教育はしない。薬物依存症を健康問題の一つとしてとらえ、特殊なこととして強調しない　など

薬物依存症によって生じる諸問題が減る

「甘やかし」とは別のもの

「使用ゼロ」ではなく、二次的な「害(ハーム)の低減(リダクション)」を目指す理念に対し、「犯罪者を甘やかすだけ。しめしがつかない」などという声もあります。しかし、やめない、やめられない人を排除するのではなく、「害を減らす」という態度でかかわり続けることが、結果的には社会全体の問題を減らすと考えられます。

薬物依存症を健康問題としてとらえ直す

依存性薬物使用を国際的に厳しく規制するようになったのは、一九六〇年代に入ってからのこと。規制強化は皮肉なことに密売組織に巨利をもたらしました。貧困問題をかかえる生産国と富裕な消費国との経済格差を背景に、あへん

やコカインの生産量は増加し続け、なかなか減りません。また、薬物依存症者に対する偏見は、回復を妨げる大きな要因になっています。

こうした実態を受けて生まれたのが、ハームリダクションの理念です。二〇一六年の国連麻薬特別総会では「本来、健康と福祉の向上のためになされるべき薬物規制が、薬物使用者を孤立させ、社会的スティグマ（→P92）を強化している」という声明が出されています。世界的には、薬物問題は法的な問題ではなく、保健・医療・福祉的支援を必要とする健康問題とみなされるようになってきているのです。

具体的な取り組み例

日本では当たり前のように受け止められている厳罰主義ですが、世界的にはハームリダクションを採用する国が増えています。

依存が続いていても見放さない

断薬を条件としない住宅サービスや就労プログラムの提供、安全な薬物使用法や過量摂取した場合の対応策についての情報提供など、「やめられない人もいる」という前提で、公的な支援がおこなわれています。

「安全なもの」への切り替え

静脈注射を用いた薬物使用が問題になっている国では、注射器の使いまわしによる感染を防ぐために注射室の設置、無償注射器交換サービスなどをおこなうほか、離脱が難しいヘロイン依存症者に対し、より安全な薬物を提供する代替療法がおこなわれています。

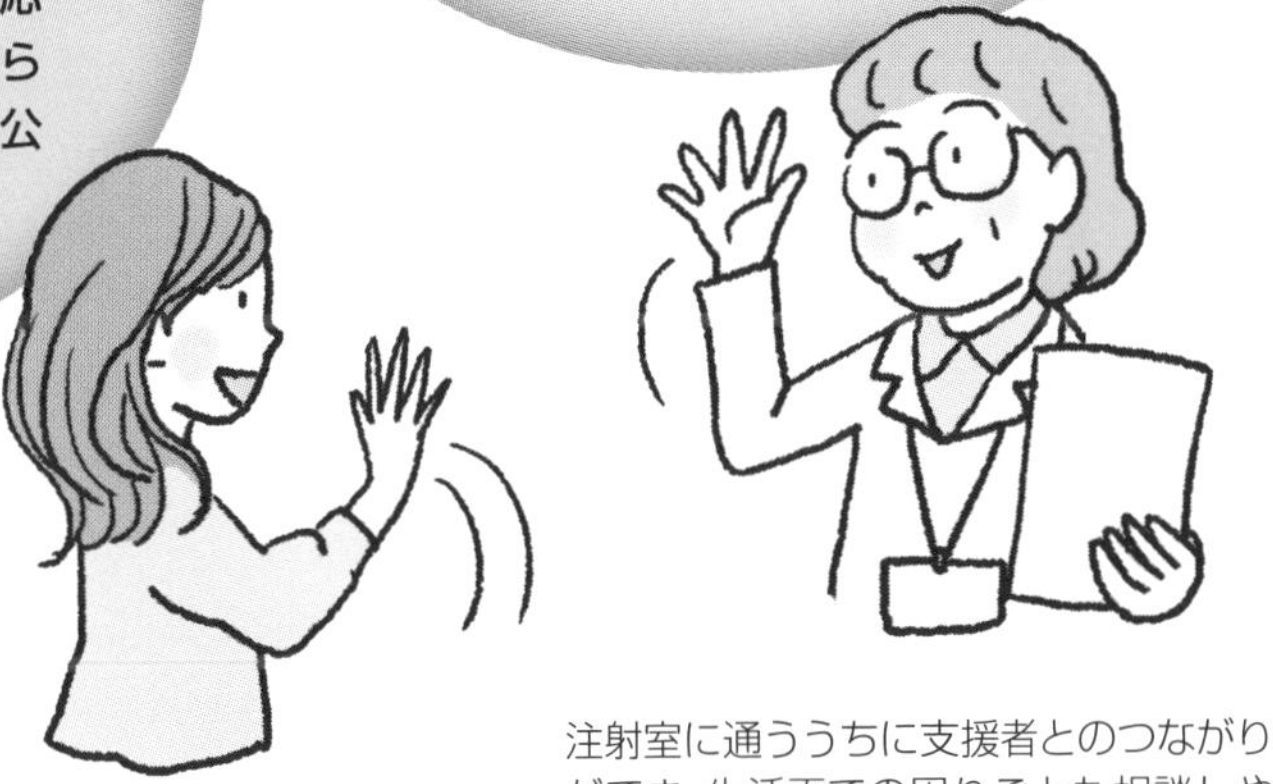

注射室に通ううちに支援者とのつながりができ、生活面での困りごとも相談しやすくなるという効果が生まれている

薬物依存症のみに限ったこと?

ハームリダクションは、依存対象が違法か合法かで線引きし、違法薬物を使用する人を犯罪者として扱うことで生じる弊害をなくすために生まれた理念であり、基本的には薬物依存症に限定した考え方です。

しかし、近年は「害を減らす」取り組み全般を指すこともあります。たとえば海外の事例ですが、アルコール依存症の貧困者に食事と少量の酒を提供し、健康状態の改善をはかるとともに支援につなげるといった取り組みも、ハームリダクションの一例といえます。

薬物乱用と刑罰

塀《へい》の外、地域のなかでの回復を目指す動きへ

違法薬物を使用している人の場合、販売を目的としない単純所持・使用であっても、刑罰が科せられる可能性がありますが、具体的な司法対応の進め方は少しずつ変化してきています。

逮捕後の流れ

初犯の場合、ほとんどは執行猶予がつきますが、再犯は大半が実刑となります。

逮捕
職務質問や、密売ルートの捜査などがきっかけになることが多い。逮捕後、警察で取り調べを受けたあと検察に引き継がれる

勾留
身柄の拘束が必要と判断された場合は拘置所や留置場で過ごす

起訴
不起訴の場合は釈放され、前科はつかない

刑事裁判

判決
有罪となり、懲役刑で執行猶予がつかなければ刑事施設へ

単純所持·使用の場合、裁判は1日で終わり、その日のうちに判決が下されることも

刑の一部の執行猶予制度

従来、再犯の場合はほとんどが実刑となり、刑期のほぼすべてを刑事施設で過ごすのが通例でした。しかし、現在は、再犯者に対しても保護観察に付することを条件に、刑の一部の執行を猶予できるようになっています※。

※2016年6月1日に施行された「刑法等の一部を改正する法律」及び「薬物使用等の罪を犯した者に対する刑の一部の執行猶予に関する法律」による

収容期間は短縮される方向に

日本では、今なお「末端使用者への徹底した取り締まり」は、薬物乱用防止戦略の一つとされています。しかし、薬物依存症の入所者では、刑期満了で刑務所を出所した直後に再犯が起こりやすく、ま

出所後の支援

出所後は、家族と暮らしたり、更生保護施設や回復支援施設に入所したりしながら、保護観察所の指導・支援のもと、依存症からの回復をはかります。

刑事施設（刑務所・少年刑務所など）での回復支援

施設内でも再犯防止のためのプログラムなどが実施されていますが、薬物を入手できない環境で受ける再犯防止教育の効果は限定的です。

出所／保護観察の開始

地域社会内での回復を支援する

保護観察期間中に、保護観察所以外の地域の支援機関、とくに自助グループとのつながりをつくっておくことは大切です。

保護観察所を中心に進められる

定期的に保護観察所に通い、スマープをベースにした薬物乱用防止プログラムを受ける必要があります。定期的に薬物使用の有無を調べるための尿検査も実施されます。

保護観察所では、家族向けの個別相談、家族会の開催などもおこなっています。

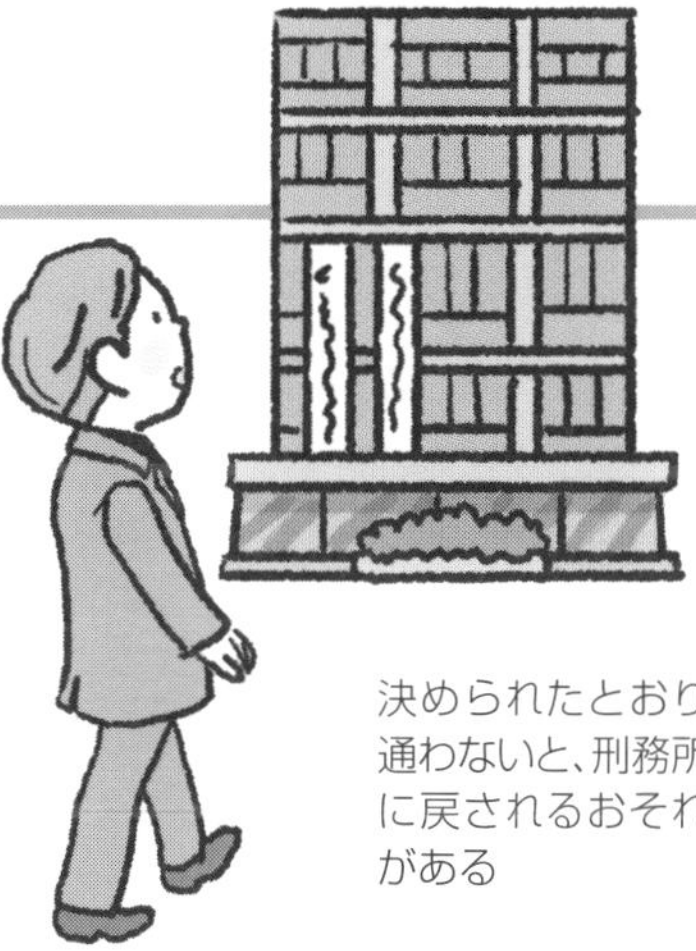

決められたとおり通わないと、刑務所に戻されるおそれがある

た、社会と隔絶された施設への入所回数が多い人ほど再犯率が高まることが知られています(→P29)。

こうした実態をふまえ、近年は、刑事施設に収容する期間を短くし、そのかわり、地域社会のなかで適切な治療と社会復帰支援をおこなうことで、再犯を防止しようという流れも生まれています。

「刑罰」以外にもある規制

麻薬及び向精神薬取締法（麻向法）では、医師が「麻薬中毒者」と診断した場合、都道府県に届け出ることとなっています※。ここでいう「麻薬」に覚せい剤は該当しませんが、モルヒネ、ヘロイン、コカイン、MDMAのほか、大麻やあへんが含まれます。届け出がなされると「麻薬中毒者台帳」に記載され、定期的に麻薬取締員等から連絡が入るなど、長期にわたり観察・指導の対象となります。この制度は昭和三〇年代につくられたもの。今日の人権擁護の感覚からすると問題があり、今後、検討を要するといえます。

※昭和28年に制定された法律であり、麻薬中毒者の定義が不明瞭。最終的には医師の主観的な判断による

COLUMN

アルコールをやめる、減らす助けになる薬

アルコール依存症でなくとも「抗酒薬」は使用可能

依存症そのものを治す薬はないのですが、アルコールに関していえば、断酒の助けになるものとして、抗酒薬といわれる薬があります。一時的に、少量の飲酒でも気分が悪くなる「飲めない体質」にする薬です。

アルコール依存症でなくても、依存症からの回復を目指すうえで、抗酒薬を補助的に用いるとよい場合もあります。薬物はやめた、あるいはギャンブルはやめたが、かわりにアルコール依存症になってしまったという例は、少なからずあります。また、酔った勢いでずっとやめていた薬物を使ってしまったなどということも、しばしば起こります。飲むと暴力的になるなどという人も、断酒を考えたほうがよいでしょう。

ただし、服用すれば悪酔いするのはわかっているので、飲酒欲求が高まったときは服薬しないという選択になりがちです。そこで、アルコール依存症に対しては、飲酒欲求そのものを抑える薬や、飲酒量を減らす効果があるとされる薬が使用されることもあります。

いずれにせよ、こうした薬の効果を期待できるのは、治療・回復プログラムや自助グループに参加するなど、すでに回復する意志をもっている人のみであり、服薬するだけで断酒・減酒できるわけではありません。

▼人工的にお酒に弱い状態にする（抗酒薬）

シアナミド（商品名シアナマイド）
ジスルフィラム（商品名ノックビン）

▼飲酒欲求を抑える

アカンプロサート（商品名レグテスト）

▼飲酒量を減らす

セリンクロ（商品名ナルメフェン）

第4章

まわりの人ができること

依存症は、本人だけの苦しみにとどまらず、
家族をはじめとする身近な人にも大きな影響を及ぼしがち。
どこまで世話をすべきか、突き放したほうがいいのか、
だれもが迷ったり、悩んだりするものです。
適切なかかわり方を学んでいきましょう。

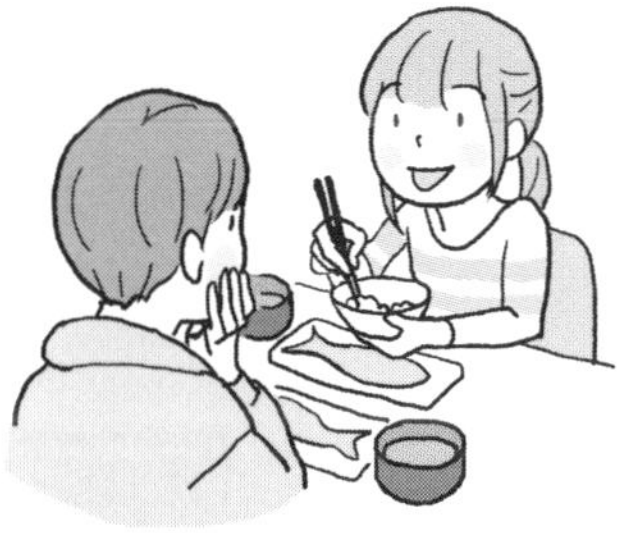

起こりやすいこと①

身近な人ほどさまざまな問題に巻き込まれがち

依存症の問題は、なにかトラブルが生じて初めて表面化することが多いもの。本人だけにとどまらず、家族をはじめ身近な人も巻き込まれやすくなります。

依存症がまねく二次的な問題

依存症がもたらす二次的な問題で苦しむのは、依存症を患う本人よりも、むしろその家族です。

社会生活上の問題

- ●仕事や学校をサボる
- ●仕事を失う、退学を迫られる
- ●借金を重ねる
- ●飲酒運転などの事故を起こしやすくなる
- ●逮捕されるおそれがある

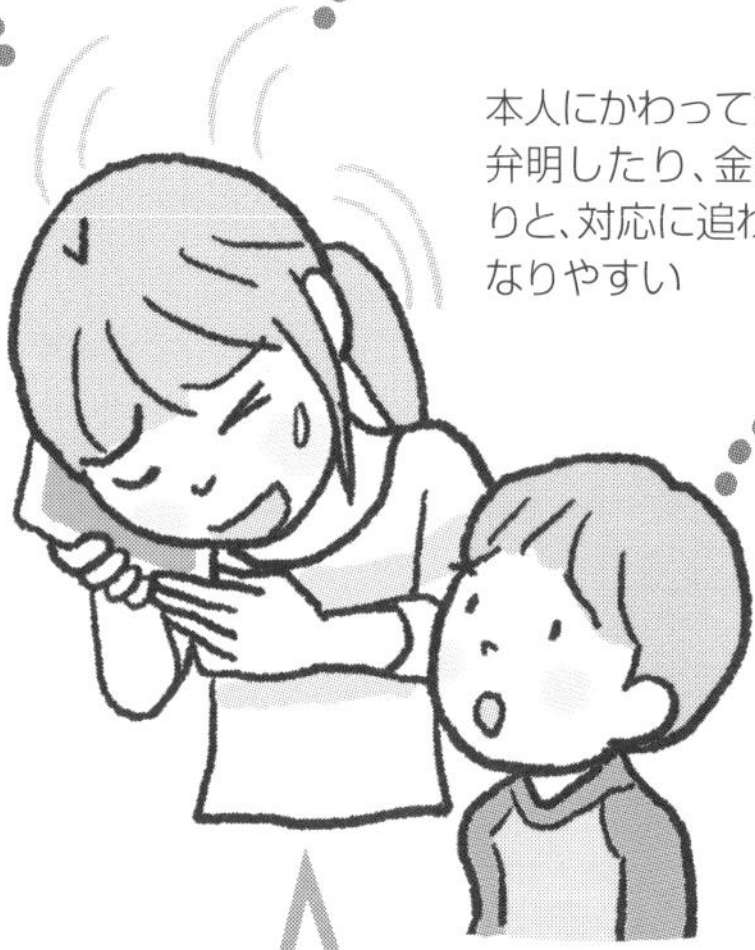

本人にかわって謝罪したり、弁明したり、金策に走ったりと、対応に追われることになりやすい

家族関係の問題

- ●家族の一員としての役割を果たせなくなる
- ●DV（家庭内暴力）が増える
- ●家族の心身の健康が損なわれる

恥じる気持ちや、自責の念を強めることも

家族には、本人の様子を恥じる気持ちも生じがち。「育て方が悪かったのか」「家族関係がうまくいっていないせいだろうか」などと、自責の念にさいなまれることもあります。

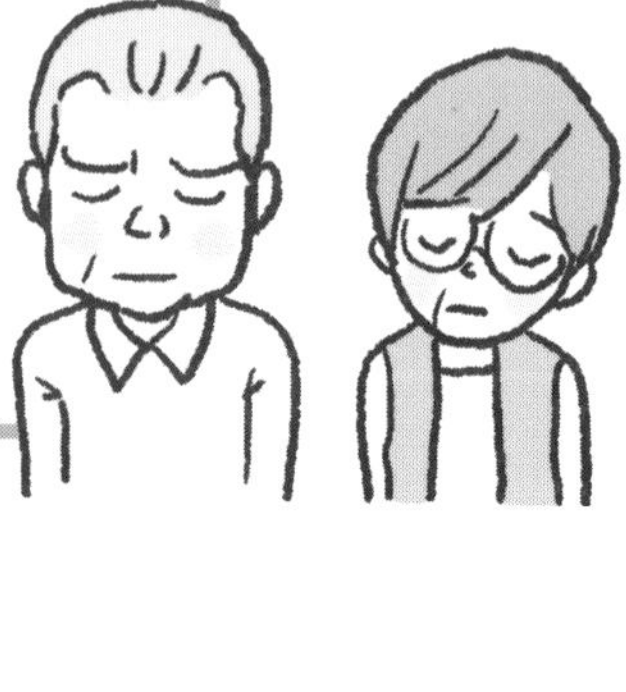

対人関係の問題

- 人づきあいが悪くなる
- けんかなどのトラブルを起こしやすくなる
- 交際範囲が変わる

本人自身の問題

- 心身の健康が阻害される
- 性格が変わったように感じられる

家族がする後始末は本人の回復を遅らせる

依存症によって生じる本人の心身に起こる変化は、行動の変化につながりやすく、二次的にさまざまなトラブルを生じさせます。こうした依存症の二次的な問題に苦しむのは、たいていの場合、本人よりも家族をはじめとするまわりの人です。

なにか問題が起きたとき、本人に任せているだけでは、さらに問題が大きくなるであろうことは目に見えています。家族としては世間体が気になるでしょうし、ほかの家族への影響も心配でしょう。それを避けるために、本人のかわりに謝る、借金の返済を家族が肩代わりする、本人のかわりに職場に連絡を入れるなど、なんとか取り繕おうとします。

けれど、そうした努力は、残念ながら本人の回復を遅らせるだけです。トラブルが解消すれば、「また、できる」と考えるのが依存症的な思考パターンです。そして実際に行動に移し、やめられない、止まらない状態は続くのです。

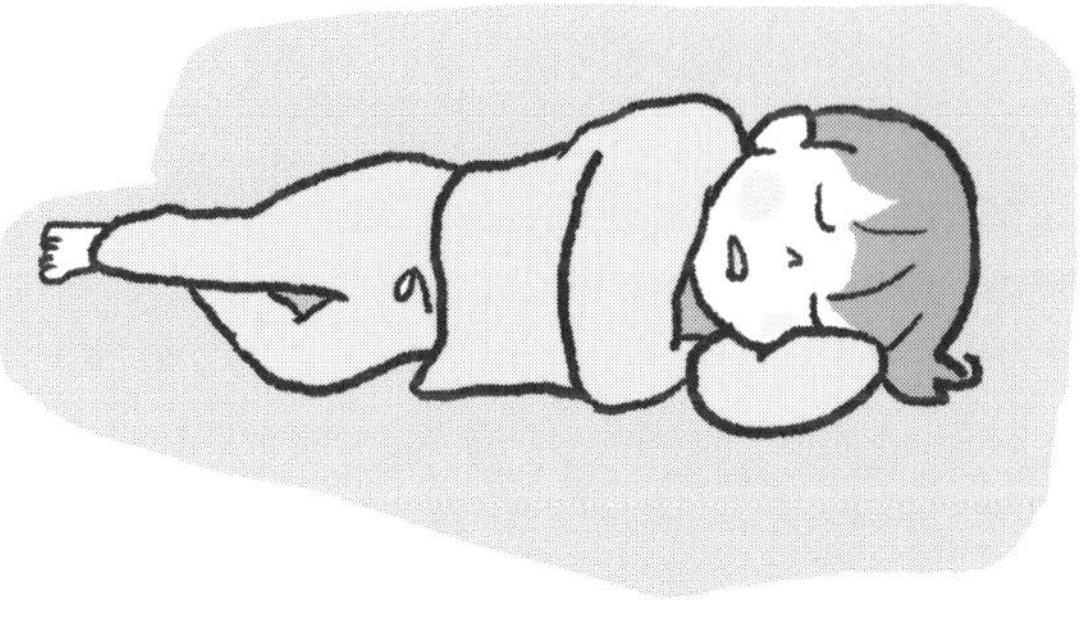

家族が感じる本人の変化

- 感情の起伏が激しくなった
- 嘘をつくことが増えた
- それについて尋ねると不機嫌になる
- 指摘すると開き直る
- 大声を出したり暴れたりする
- 身体的な問題が生じている

など

起こりやすいこと②

家族が病むほど本人の状態も悪化する

依存症は「家族の病」でもあります。家族のだれかが依存症になると、本人のみならず家族の心理状態や行動にも変化が生じます。通常、その変化は事態を改善する方向には働きません。

どこの家庭でも起こりやすいこと

気がかりな様子があったとしても、初めから「依存症だ」とは考えにくいもの。そのうちなんとかなると思っているうちに、どうにもならない事態に陥りがちです。

見過ごす

気づかないこともありますし、気づいても「この程度はしかたがない」と、あえて問題視しないことも。

見過ごせない事態が生じる

依存の程度がエスカレートしていくにしたがい、さまざまな問題が生じやすくなります。

「やめさせなければ!」と方針転換

事態の収拾をはかりつつ、依存的な行動をなんとかしてやめさせなければと考えるようになります。

やめさせるための努力をする

あの手この手でやめさせようとします。家族が必死になればなるほど、本人は追い詰められたように感じ、むしろ依存的な行動は増えていきます。

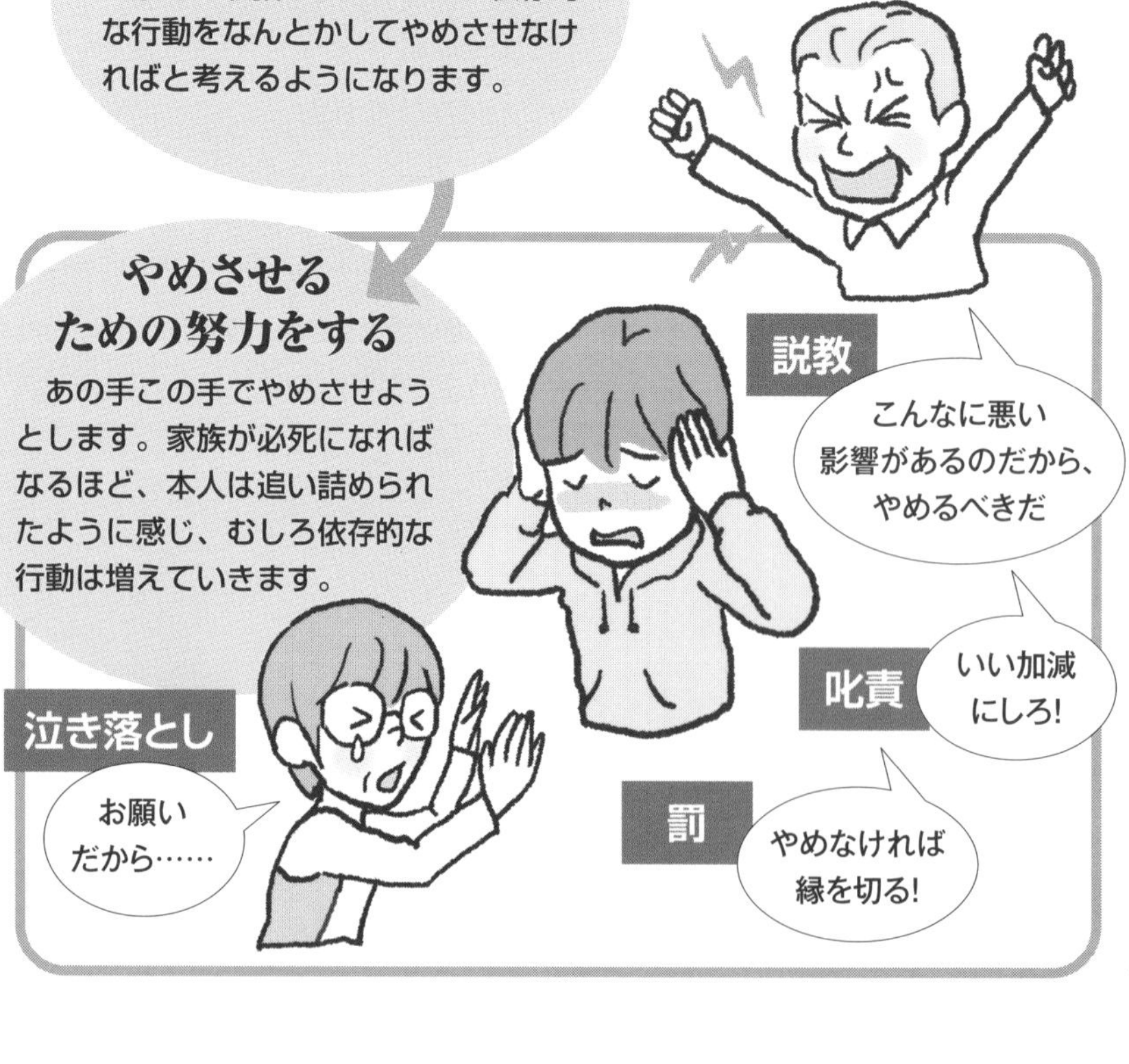
説教
こんなに悪い影響があるのだから、やめるべきだ
叱責
いい加減にしろ!
罰
やめなければ縁を切る!
泣き落とし
お願いだから……

「秘密」は依存症を悪化させる温床に

「家族が依存症だ」と認めることは、たやすいことではありません。「こんな状態を知られたら恥ずかしい」「自分が責められる」などという気持ちから、世間には本人の問題を隠し、秘密にしようとします。

しかし、秘密は依存症悪化の温床になります。家族のなかだけで解決しようとがんばると、依存症は悪化していきます。疲れ切った家族の様子に「やめなければ」と思うことがあっても、その思いだけではやめられないのが依存症です。「依存しなければやっていられない」とエスカレートしていきます。

本人の状態が悪化すれば、なおいっそう家族は「だれにも言えない」という思いを強めます。それがまた本人の依存症を悪化させるという悪循環に陥りやすいのです。

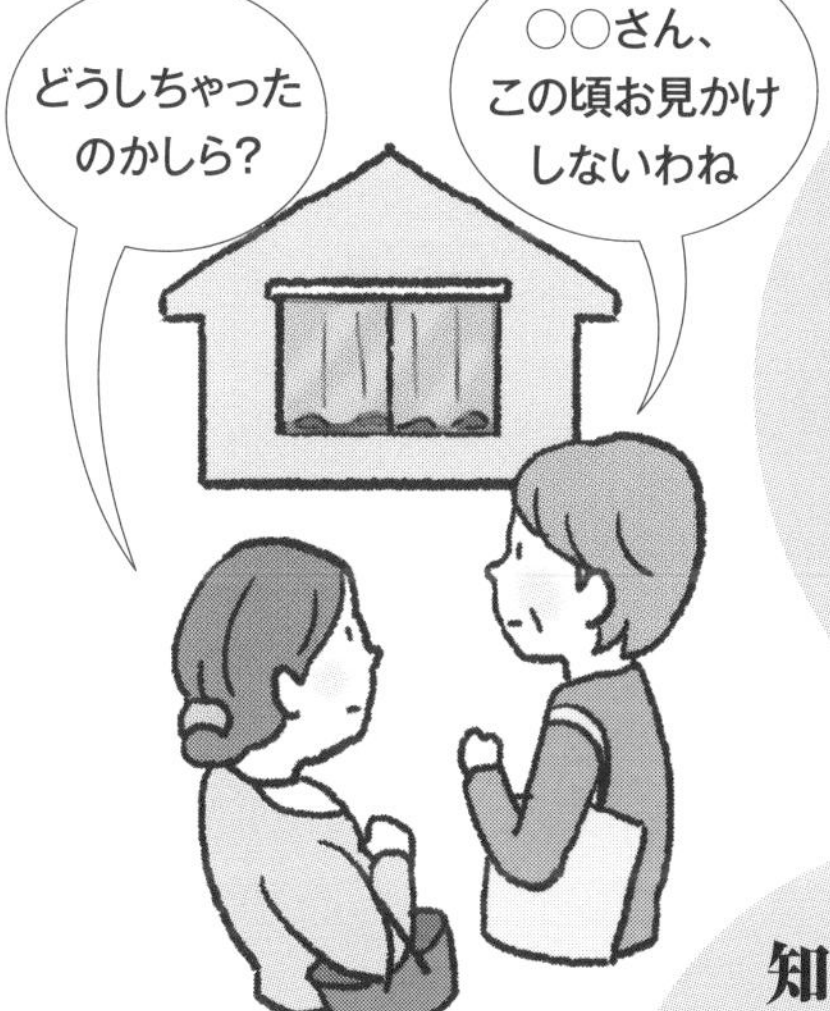
○○さん、
この頃お見かけしないわね
どうしちゃったのかしら？

失敗する
一時的にやめることはあるかもしれません。しかし、家族のなかだけで解決しようとすると失敗します。

怒り・焦り・恨めしさが募る
今度こそはと期待しては裏切られるといったことをくり返すうちに、本人に対する感情は悪化します。

やめさせること以外に目が向かなくなる
どうすればやめてくれるのか、なぜやめないのかという考えでいっぱいになり、ほかに目が向かなくなります。二次的な問題への対応に追われるうちに無力感、自責の念が強まったりもします。

知られたくないから接触を断つ
家庭の状況を知られたくないから人づきあいを減らします。「自分たちが責められるだけだ」などと考え、相談もできません。

家族まるごと孤立していく
しだいに地域社会からも孤立し、状況は悪化するばかりに。

相談先

まず「精神保健福祉センター」に相談する

家族など、身近な人だけでなんとかしようと躍起になればなるほど、事態は悪化しがちです。まずは家族が、相談というかたちで外部とのつながりを求めることが大切です。

支援の一歩は相談から

依存症の回復支援は、多くの場合、家族をはじめ本人のまわりにいる人が「困っている」と声を上げることから始まります。

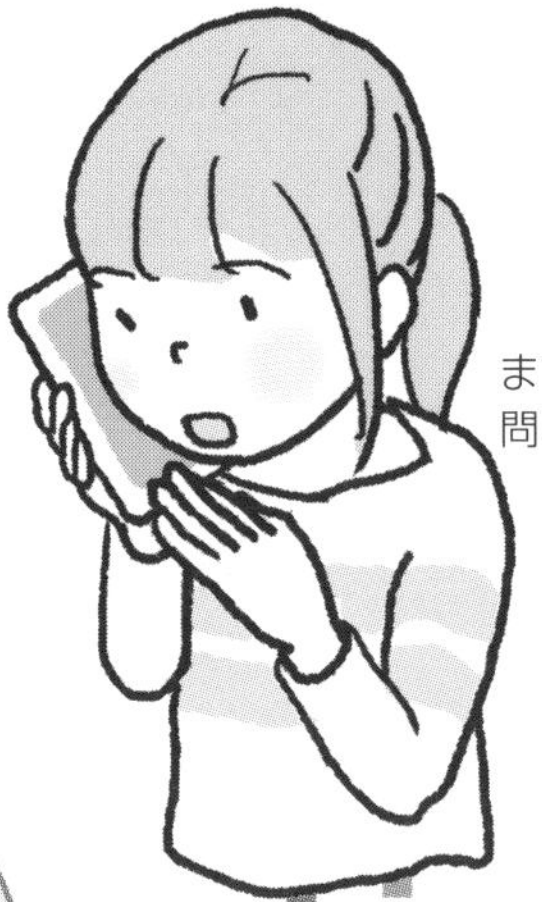

精神保健福祉センター

心の健康にかかわる問題を専門的に扱う公的機関。各都道府県・政令指定都市に1ヵ所以上設置されており、「こころの健康センター」などという名称のところもあります。

その多くは、依存症相談拠点機関の指定を受けており、依存症対策において中心的な役割を果たしています。

地域の保健センター／保健所

地域住民の健康を守るための公的機関。依存症についての相談も可能ですが、相談日が限定されていることもあります。直接、確認したうえで利用するとよいでしょう。

依存症相談拠点機関

厚生労働省が実施している「依存症対策総合支援事業」において、依存症について専門知識をもつ依存症相談員の育成がおこなわれており、精神保健福祉センターなどに配置されています。

依存症相談拠点機関については、「依存症対策全国センター」のサイト内で検索可能です（https://www.ncasa-japan.jp）。

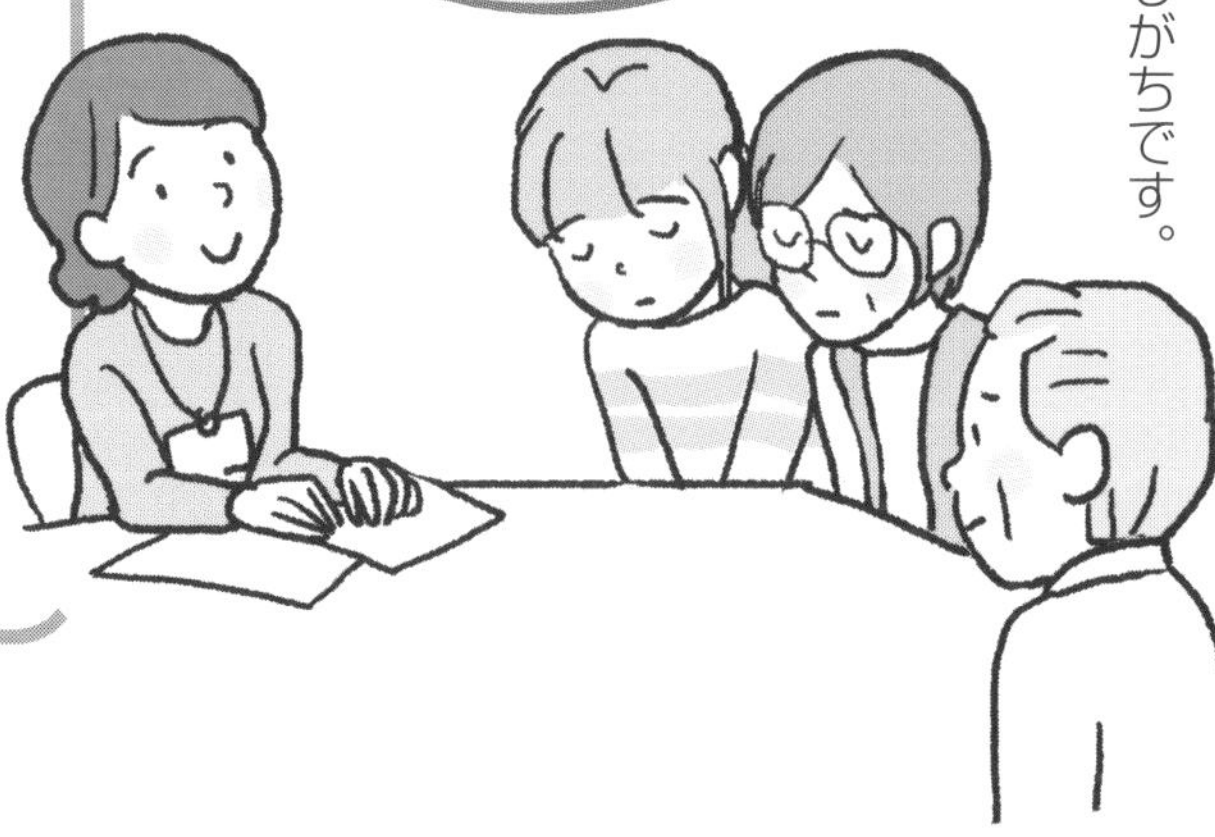

家族への対応

本人の状態について話を聞き、対応のしかた、受診の促し方などについてアドバイスします。家族向けに依存症についての勉強会なども開催しています。

本人への対応

本人からの相談にも、もちろん応じています。本人向けの治療・回復プログラムを実施しています。

事前に面談をおこない、よりよい機関を紹介することもあります。

他機関との連携

医療機関での診断・治療が必要と考えられる場合には、適切な医療機関につなぎます。地域の自助グループ、回復支援施設などとも連携しています。

生活面での困りごとがある場合は、市区町村の担当窓口を紹介するなど、他機関と連携しながら、依存症の人とその家族の支援にあたります。

本人を連れて行かなくても相談はできる

依存症ではないかと思ったときは、「病気というほどではない」と感じる程度でも、まずは相談してみることをおすすめします。

依存症にかかわる機関はいろいろですが、医療機関の場合、本人の受診を求められることが多いので、家族の相談先としては精神保健福祉センターがよいでしょう。本人の状態に応じて適切なアドバイスが受けられます。本人が回復に向けたスタートラインに立てるよう、専門家の知恵を借りていきましょう。

警察への通報は義務ではない

本人の部屋などで違法薬物らしきものを見つけた、使用しているところを見た、本人が「やった」と言っているからといって、家族が警察に通報する義務はありません。

回復支援にあたる機関も同様です。本人が違法薬物を使っていると考えられる場合、「相談したら逮捕されるのではないか」と心配する家族も多いのですが、専門機関の職員は守秘義務を負っており、警察に通報することはないので安心して支援を求めてください。

ただし、本人や周囲の人の身に危険が及ぶような事態が生じているのであれば、通報をためらうべきではありません。命を落としたら元も子もないからです。

家族ができること

突き放す前に「よい支え方」を知り、実践する

身近な人の依存症に悩み、解決の糸口を探すなかで、「かまいすぎてはダメ」などという意見に触れることもあるでしょう。しかし、ただ突き放せばよいというわけではありません。

本人を変えようとする前にかかわり方を変えてみる

落ちるところまで落ち、本人が「自分はどん底にいる。もはや、やめる以外の選択肢はない」と痛感して初めて回復に向けたスタートラインに立てるのだ、という考え方があります。こうした「底つき体験」をさせるために、あえて突き放すという方法もあります。

ただし、仕事も家庭も失うような事態にならなければ「底」を実感できないというものでもありません。まずは家族をはじめとする周囲の人が、本人とのかかわり方を工夫してみるとよいでしょう（↓P80～83）。

手を放すのは、それからでも遅くありません。

本人の回復につながる家族の取り組み

回復の道を歩むのは依存症者自身です。だからといって、まわりの人はなにもできない、しないほうがよいというわけではありません。本人の回復を助けることはできます。

学ぶ

依存症という病気そのものや、依存症になることで生じやすい問題、回復の道筋などについて知ることで、落ち着いた対応をしやすくなります。

適切なかかわり方を続ける

本人とのかかわり方、本人のトラブルに家族がどう対応していくかなど、学んだ知識を生活のなかで実践していくうちに、本人の変化が生じやすくなります。

元気になる

家族がうつうつとしていると、本人の状態は悪化しがちです。家族自身がつながりを広げ、元気を取り戻すことで好循環が生まれやすくなります。

家族向けの教室、自助グループなどに参加してみよう！

かかわり方の4パターン

崖から突き落とすようなかたちで関係を断つ前に、家族ができることはあります。世話を焼きすぎるのでも、関係を断つのでもなく、まずは家族がすべきこと、しないほうがよいことを知り、実践していくとよいでしょう。

支え続ける

まわりの人が先手を打ってトラブル対応に当たれば、本人が崖から落ちて傷つく心配はなくなります。

しかし、なにかきっかけがないかぎり、崖っぷちに佇んだまま依存的行動は続くでしょう。支え手の対応が本人の依存的な行動を助けているのであり、共依存（イネイブリング）といわれます。

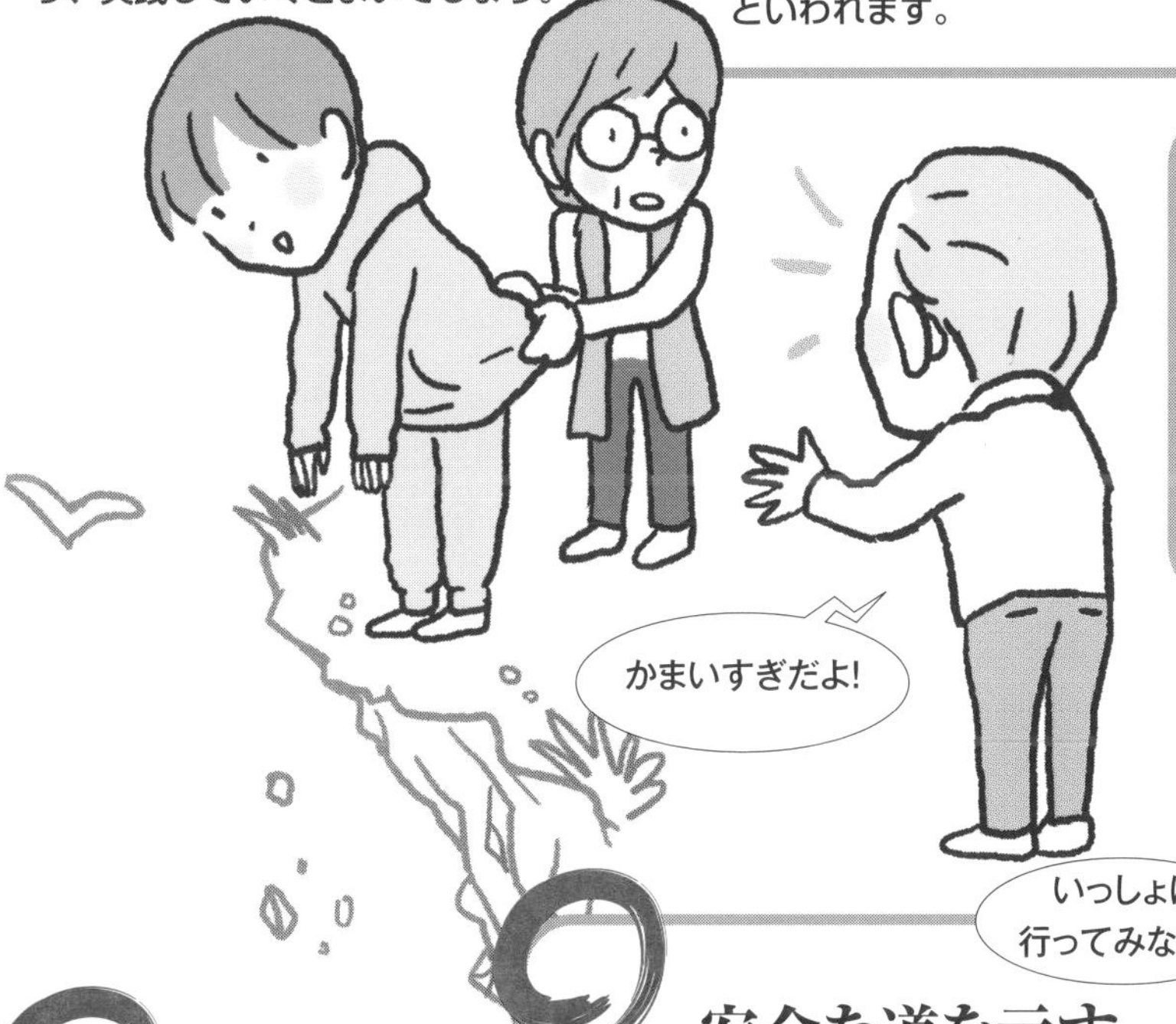

関係を断つ

イネイブリングを避けることは大切ですが、ただ乱暴に関係を断つだけでは、本人の自覚はなかなか促せません。より危険な状態になっていくおそれもあります。

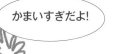

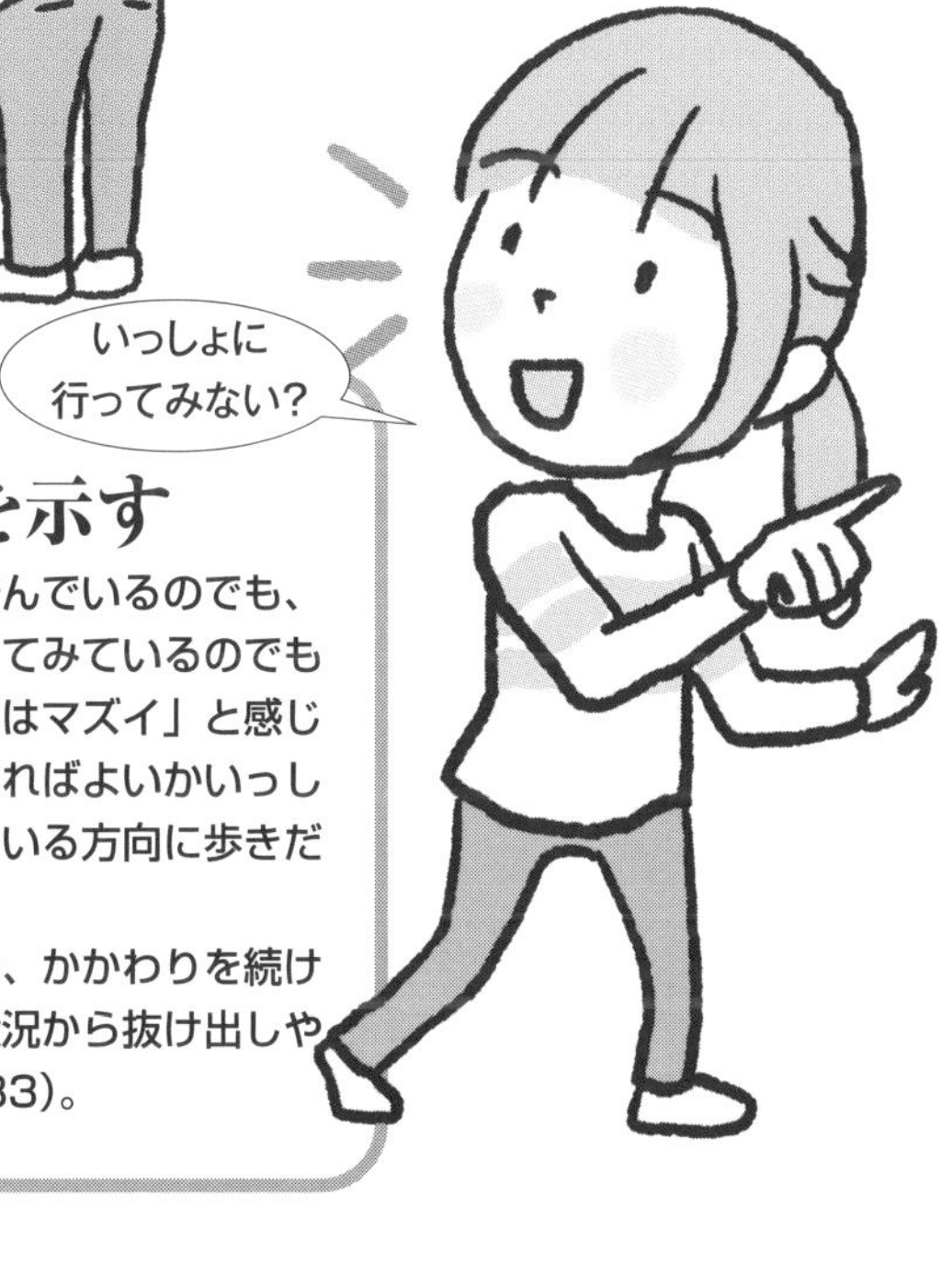

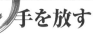

手を放す

回復を支えようと手を尽くしてもよい変化がみられないのであれば、最終的には、手を放し、すべて本人に任せるという姿勢を保つことが最善の場合もあります。

安全な道を示す

いっしょに崖っぷちに佇んでいるのでも、崖から落ちていくのを黙ってみているのでもなく、まずは「このままではマズイ」と感じている家族自身が、どうすればよいかいっしょに考えてくれる支援者のいる方向に歩きだしてみましょう。

ほどよい距離を保ちつつ、かかわりを続けることで、本人も危険な状況から抜け出しやすくなります（→P80〜83）。

本人に伝えたいことを上手に伝えるコツを学ぶ

周囲の人の「回復してほしい」という思いがうまく伝われば、本人が相談・治療の場に出向く力になります。上手な伝え方のコツを学ぶことが大切です。

耳をふさぎにくい伝え方に変えていく

「やっていない」と言ってこっそり続けている、嘘をついたり、約束を忘れたり、借金したり、部屋を散らかしたまま寝込んでいたりする様子に、黙っていられないと思うのは当然です。

本人も、自分の行動が褒められたものではないと重々承知しています。しかし、責められている、否定されていると感じると、本人はますます依存的な行動に向かいがちです。正しい忠告であればあるほど、耳をふさぎたくなるでしょう。暴言・暴力で対抗しようとするかもしれません。関係はどんどん悪化していきます。

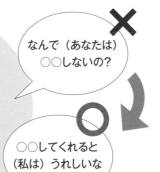

だからといって、そばにいる人

「私(I)」を主語にする

「あなたは○○だ」という言い方は、断定的で攻撃性を感じさせます。主語を「私」に変えることで攻撃性がやわらぐだけでなく、発言者自身、自分がどう感じ、なにを伝えたいのかがみえてきます。

× なんで（あなたは）○○しないの？

○ ○○してくれると（私は）うれしいな

簡潔に

伝えたいことは、なるべく簡潔に話すようにするとよいでしょう。

肯定的に

自分を否定する言葉は聞きたくない、否定されるとわかっていれば話したくないのはだれしも同じでしょう。トラブルが発覚したときなど、とても肯定的にはなれないと思う場合でも、まずは肯定的な言葉から対話を始めてみましょう。

今の段階でわかってよかったよ

が、言いたいことを言わずに我慢し続けたほうがよいというわけではありません。伝えたいことは、伝えていったほうがよいのです。本人が耳をふさがずに聞けるよう、伝え方を工夫していくことが大切です。

望ましい行動を引き出すコツ

ここに示す本人と話すときの注意点は、CRAFT※という依存症者の家族向けに開発されたプログラムを参考にしたものです。

◎なにかトラブルを起こし、本人が後悔している
◎本人が落ち込んだり、不安になったりしている

などといった場面で、意識的に取り入れてみましょう。対話の進め方しだいでは、本人が回復に向けたスタートを切りやすくなります。

※ CRAFT（Community Reinforcement And Family Training）は、専門機関でおこなわれている家族向けの教室などに取り入れられるようになってきている

思いやりをもって

依存症がもとで失敗したり、まわりの人からの厳しい目などにさらされたりしたときは、本人も動揺しています。自業自得と突き放すのではなく、本人の気持ちへの理解を示すことで、対話は進みやすくなります。

具体的に提案してみる

「やめたほうがいい」「もうしないで」というだけでなく、そのために役立ちそうな具体的な方法を提案してみましょう。

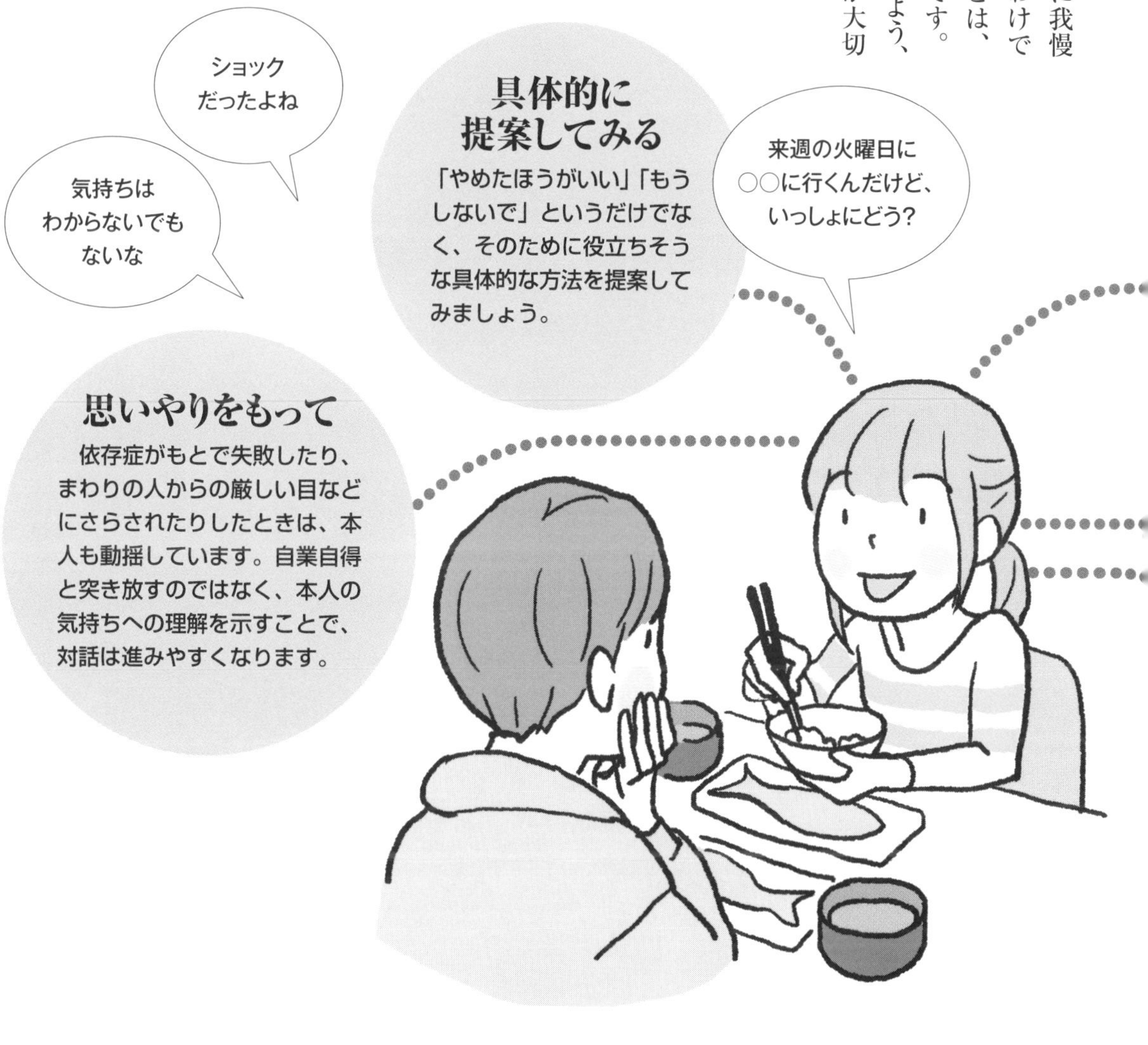

ショックだったよね
気持ちはわからないでもないな
来週の火曜日に○○に行くんだけど、いっしょにどう？

適切にかかわる②

トラブルの解決は支援者に相談しながら進める

トラブルをかかえているときは、本人が「底つき」を実感しやすいチャンスでもあります。トラブルの解決は、戦略的に進めていくのがおすすめです。

見守りながら手は出さない

放っておけば命にかかわるおそれがあるならば、手助けは必要です。過量服薬により意識障害を起こしたときに救急車を呼ぶ、酩酊して戸外で寝入り凍死するおそれがあるので室内に運び込む、などといった場合です。そうでなければ、基本的には「応援」にとどめます。

迷うことは支援者や当事者家族にまず相談

個々の状況は違っても、依存症が進むにつれて起こりやすいトラブルは似通っています。対応に迷うことは、支援者や似た経験をしてきた仲間に相談してみましょう。

線引きは守る

本人が起こしたトラブルは、本人に解決してもらうのが基本です。ただし、「ここに連絡するといいみたい」などと、トラブル解決に向けた具体的な提案はしていくとよいでしょう。

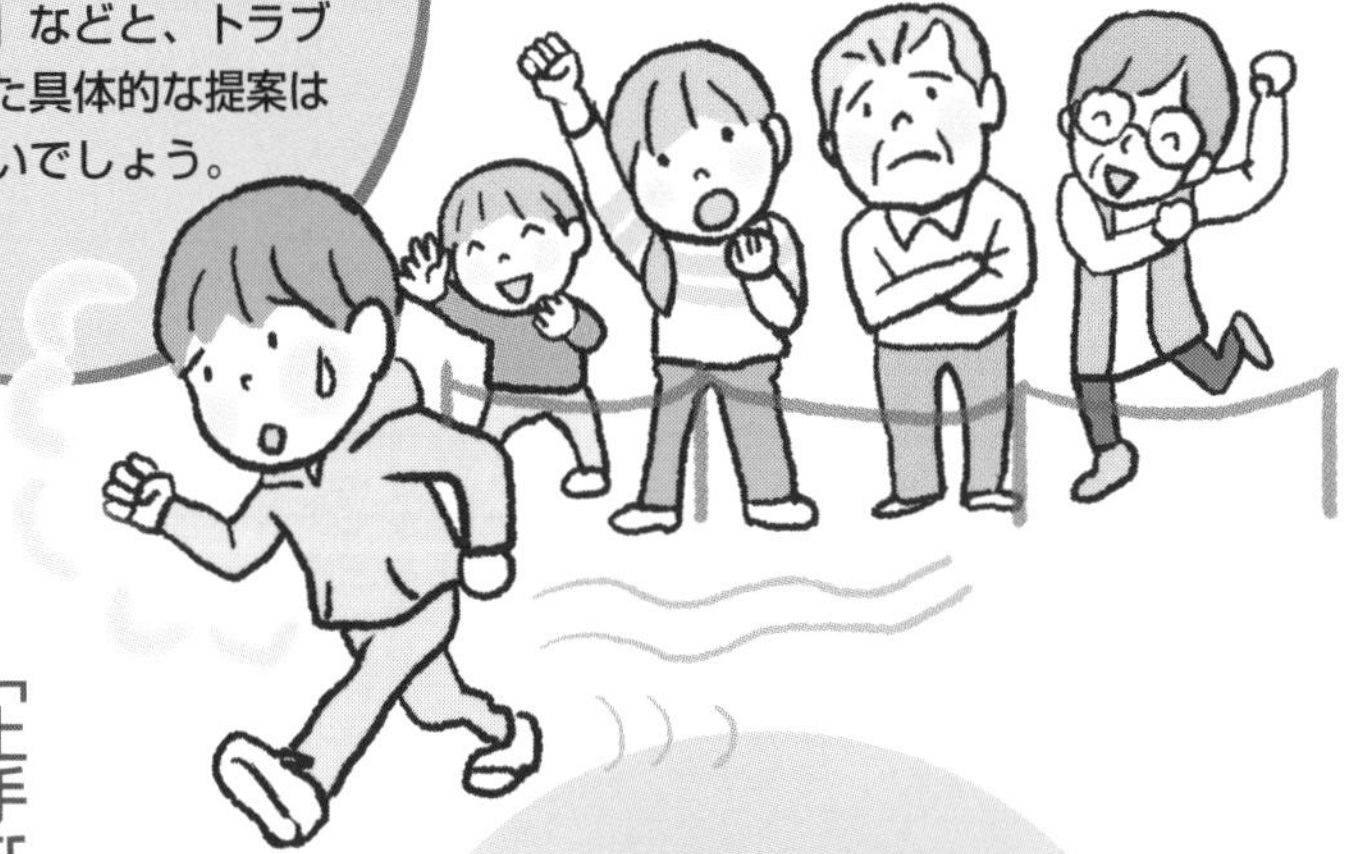

回復に向かう道を歩むのは本人自身。応援はできても身代わりにはなれない

応援はする

小言や叱責は控えてもコミュニケーションは必要です。あいさつ（おはよう・おやすみ・おかえりなど）は絶やさず、応援したいという自分の気持ちは上手に伝えましょう（→P80）。

「上手な伝え方」で働きかけを続ける

依存症の二次的な問題として生じるトラブルに対応していくだけ

具体的なトラブル解決の基本

トラブルの内容によって、力を借りるべき機関や職種はさまざまです。依存症相談員などに尋ね、情報をもらうのもよいでしょう。

本人の仕事先への対処

遅刻、欠勤などの連絡は本人に任せましょう。「連絡しておくといいと思う」などと促すのはかまいません。

本人の体調の悪さ

「心配している」という気持ちは伝えたうえで、場合によっては受診先・受診のしかたを示すとよいでしょう。緊急を要する状態でなければ、その先、どうするかは本人に任せます。

警察から連絡があったとき

違法薬物の所持・使用で逮捕された、事故を起こしたなどという場合、警察から家族のもとに連絡がくることもあります。法に従って手続きが進められていくので、家族ができることは限られますが、場合によっては弁護士に相談するとよいでしょう。

【相談先】法律事務所、法テラス（日本司法支援センター）など

借金の返済

連帯保証人になっていなければ家族に返済義務はありません。本人に返済させます。返済計画を練るにせよ自己破産を検討するにせよ、専門家に相談しながら進めましょう。

【相談先】消費生活センター、司法書士、弁護士など

家族への暴力

DVや虐待があるようなら、それぞれ専用の相談窓口を利用するか、依存症に関する相談とあわせて、依存症相談員に状況を伝えてください。

【相談先】配偶者暴力相談支援センター、子ども家庭支援センター、警察など

では、根本的な解決にはなりません。まずはそのことを認識しておきましょう。

トラブルをかかえ、本人が自分のおこないを後悔しているときは、治療・回復の場に向かわせるよい機会でもあります。焦らず、支援者のアドバイスを受けながら「上手な伝え方」で働きかけていきましょう。

過去は変わらない。これからを考える

依存症について学び始めた家族のなかには、自分が依存症に追い込んだのではないか、自分の対応が本人の状態をますます悪化させたのではないかなどと悩み、苦しむ人も少なくありません。

しかし、だれか一人のせいということはなく、悩んだところで過去は変わりません。「ああすればよかった」という思いは、これからよりよい対応を続けるための原動力にしていきましょう。

家族会などへの参加で「つながり」をつくる

依存症者本人が本音を語れる場を必要とするのと同様に、家族もまた嘘をつかずにいられる場が必要です。そのためにも、似た経験をもつ人とのつながりをつくりましょう。

嘘をつかず、安心して話せる場を確保しよう

どんなにたいへんなことが起きていても、世間には何事もないようにふるまっているという人も多いでしょう。けれど、秘密は依存症悪化の温床です。

だからこそ必要なのは、家族自身が、本当の気持ちを吐き出す場です。嘘をつかずに、自分の気持ちを話せるようになると、悩みやつらさは少しずつ軽くなっていきます。すると、「やめさせたい」「隠しておかなければならない」という思いでいっぱいだった頭のなかに少し余裕が生まれ、自分のことを考える余裕も出てきます。家族の変化が、依存症者本人の変化につながる可能性もあります。

家族会・家族のための自助グループ

嘘をつかずにいられる相手となりうるのは、やはり同じような経験をもつ人です。さまざまな家族会や家族の自助グループがあり、ミーティングやイベントなどが開催されています。足を運んでみるとよいでしょう。

アルコール依存症者の家族向け

■アラノン（Al-Anon）
http://www.al-anon.or.jp/

■断酒会（→P63）は、本人と家族がいっしょに参加可能。家族だけの参加でもよい

ギャンブル依存症者の家族向け

■ギャマノン（Gam-Anon）
http://www.gam-anon.jp/

■NPO法人全国ギャンブル依存症家族の会　https://gdfam.org/

薬物依存症者の家族向け

■ナラノン（Nar-Anon）
http://nar-anon.jp/

その他

精神保健福祉センターや依存症専門の医療機関では、それぞれ家族教室を開催したり、家族会をつくったりしている。回復支援施設でも、家族会を運営している場合がある

参加するメリット

家族会などに参加すると、「苦しいのは自分だけではなかった」と思えます。お互いの悩みを分かち合い、気づきを得ることで、依存症の人へのかかわり方も変化していくでしょう。

隠さずに話せる

どうせわかってくれない、自分が非難されるだけだろうと、語るのをためらうような話でも、似た経験をもつ人になら話しやすいものです。

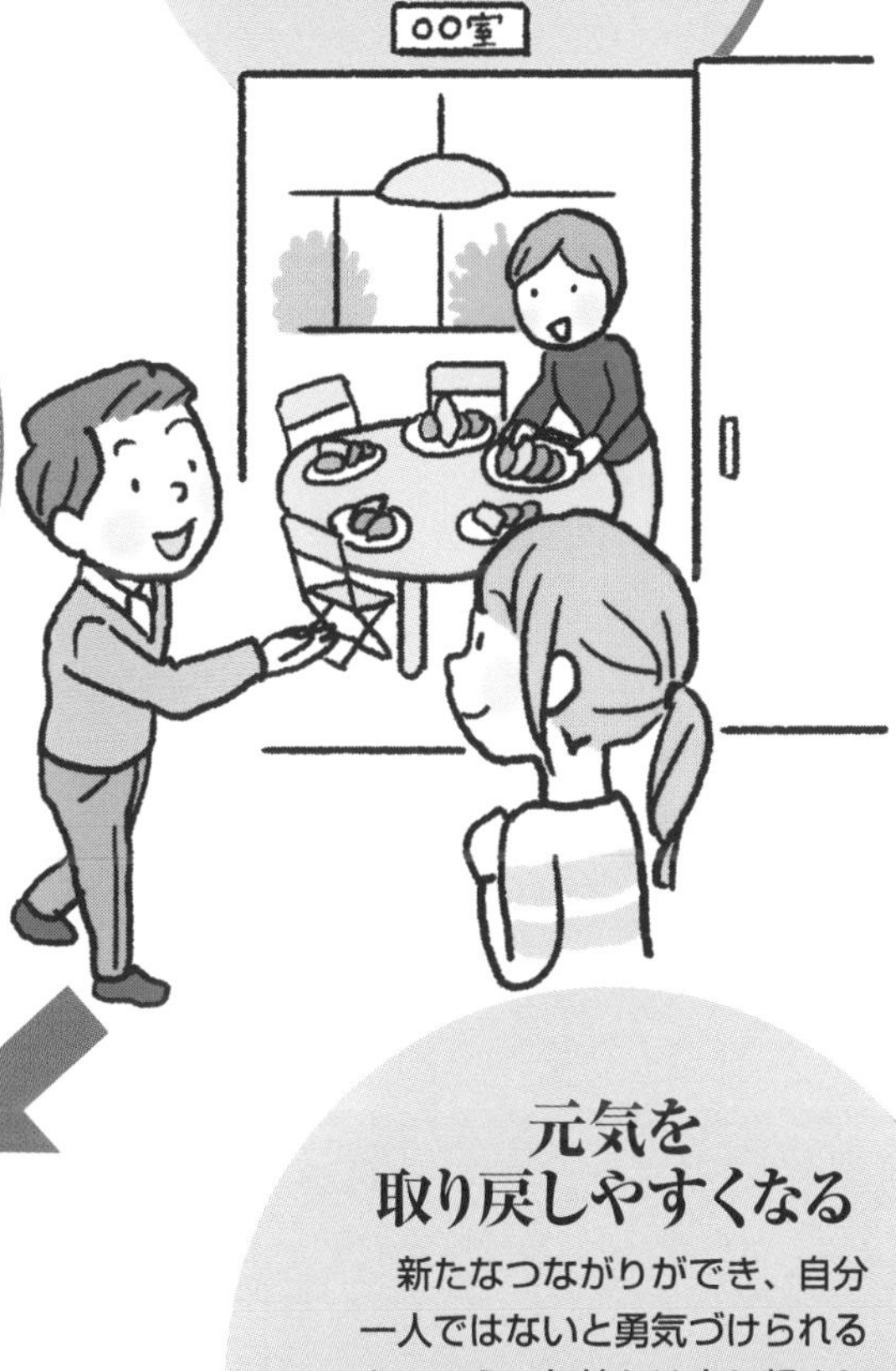

相談できる

依存症からの回復は「ここがゴール」という地点が見えにくいもの。家族もまた、先の見えない時間を過ごしています。似た経験をもつ人、それも長く参加している人の話は参考になる点が多いでしょう。本人への対応に悩んでいるときなど、よい相談相手になってくれるでしょう。

家族の動向を気にし始めたらチャンス到来

家族の行動に関心をもつ様子がみられたら、本人を支援の場に引き出すチャンスです。「そんなところになぜ行くのか？」などという否定的な言い方かもしれませんが、そこで「あなたのため」とは言わず、「私」を主語に、率直な思いを話してみるとよいでしょう。

今度、いっしょに行ってみない？

あそこに通うようになってから、私はすごく気が楽になったんだ

元気を取り戻しやすくなる

新たなつながりができ、自分一人ではないと勇気づけられると、つらい気持ちは少し軽くなるでしょう。自分自身がやりたいこと、好きなことに取り組む余裕が出てくると、元気を取り戻しやすくなります。

友人・知人ができること

少し離れた関係だからこそ、できることもある

家族ではないけれど、友人、知人、職場の同僚など、身近な人の様子に気がかりな点がある、というときは、ぜひ声をかけてみてください。

変化に気づいたら声をかける

気がかりな様子があれば、「調子はどう？」などと言葉をかけてみましょう。

- なんとなく様子がおかしい
- お酒に酔うと、人が変わったようになる
- 仕事の面でトラブルになることが増えた
- 「お金を貸してほしい」などと言われる

など

家族でなくてもできること

本人が家族と疎遠である場合、友人、知人の立場にある人のほうが、本人の変化に気づきやすいことも多いもの。放っておかず、話を聞いてみてください。

話を聞く

依存症の人、依存症になりやすい人は、えてして弱音を吐くのが苦手です。それでも「話を聞く」という姿勢を示し続けていれば、話せることもあるかもしれません。

本人の話を否定せず、共感的に聞けるとよいでしょう。自分の意見を伝えたいときは、P80の注意点をふまえながら話すようにするとよいでしょう。

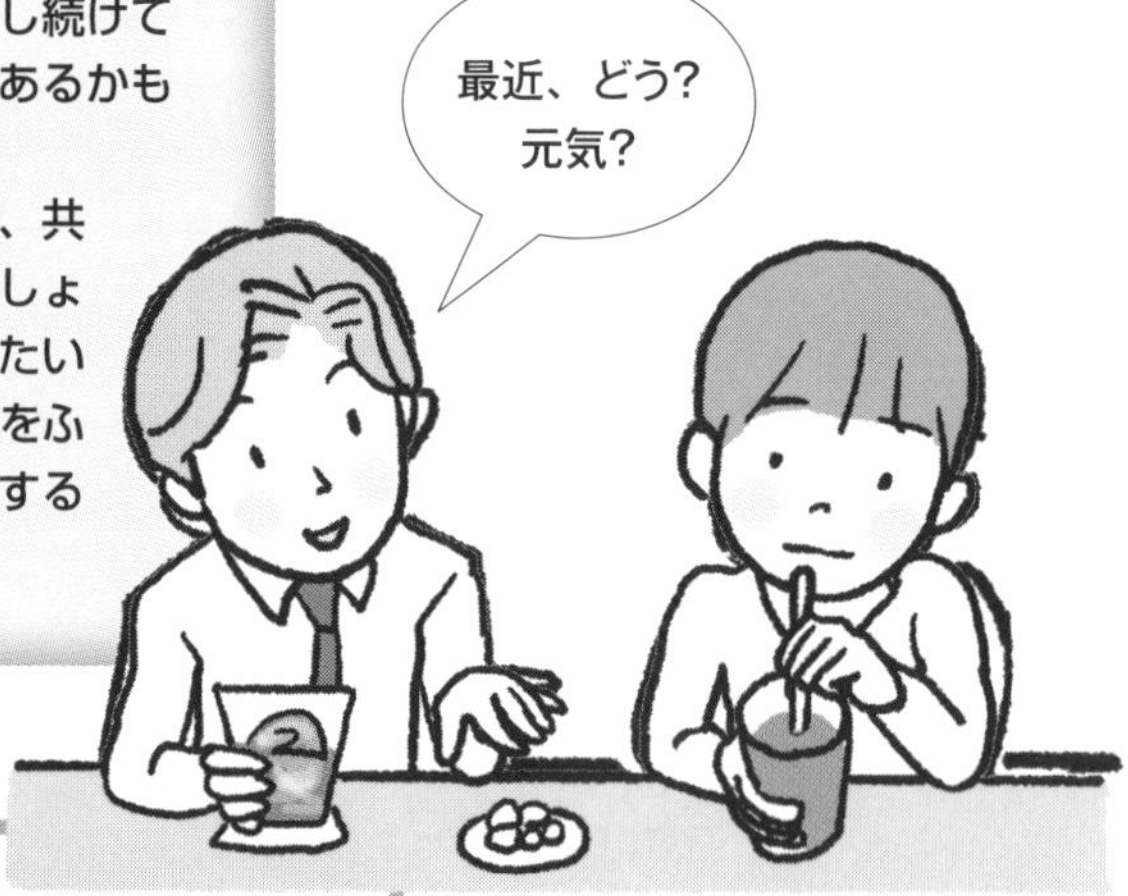

専門機関への相談は本人・家族でなくても可能

職場の関係者や友人、知人といった立場でも、精神保健福祉センターなどで相談はできます。自助グループで話を聞いてみることもできます。

心配している、と率直に伝えてみる

　友人、知人、職場の人などの様子が気がかりだが、家族ではないし、どこまで踏み込んでよいかわからない、個人の問題だからしかたがないなどと、距離を置いている人も多いかもしれません。しかし、気になっているのなら、「心配している」というその気持ちを率直に伝えてみるとよいでしょう。

　仕事などにも支障が出て、その不始末をカバーしなければならなくなっているようなら、もはや無関係とはいえません。専門機関にも相談しながら、対応に当たりましょう。

家族に対するときも基本は変わらない

　依存症者本人ではなく、家族やパートナーなどの依存症に悩んでいる人と話すときも、相手の話を聞くという姿勢でのぞみましょう。

　支援者でも家族会の仲間でもない、自分の友人に対して話し手が求めているのは具体的なアドバイスではなく、愚痴を聞いてほしいということでしょう。つらくならない程度に聞き役を務めてみてください。

そんな人、
さっさと別れたほうが
いいんじゃない？

そんな簡単に
別れられないよ……

アドバイスのつもりが、依存症の人を
支える立場にある人を逆に追い詰めてしまうことも

試さない

　アルコール依存症に限らず、依存症の治療を始めた人は断酒しようとしていることがあります。本人が「お酒はやめている」というなら、決して試すような真似はしないでください。

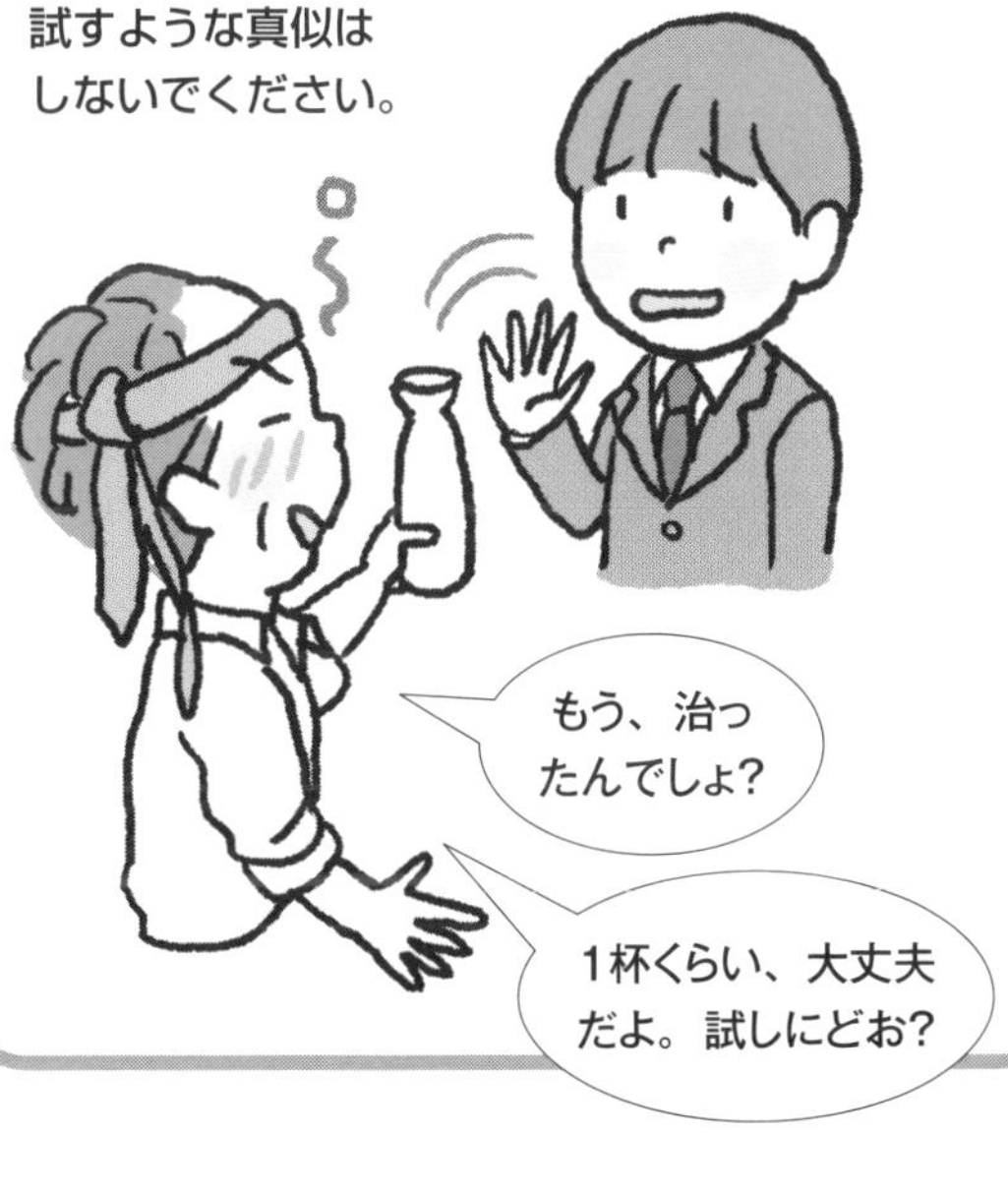
もう、治ったんでしょ？
1杯くらい、大丈夫だよ。試しにどお？

応援する

　自助グループや回復支援施設の利用を考えている人に、「そんなところに行かなくても、意志を強くもてば大丈夫！」などといった無責任な発言はしないこと。本人の取り組みを否定せず、続けられるように応援していきましょう。

COLUMN

安心して弱音を吐ける関係が最大の支えになる

愚痴を言えるようになると状態は安定しやすい

　ものや行為に頼る人は、基本的に弱音を吐くのがうまくありません。本当は傷ついたり、落ち込んだりしていても、愚痴をこぼさず踏ん張り続けようとします。しかし、心のモヤモヤは、がんばれば消せるというものではありません。それでも人に頼らない、頼れないから、特定のものや行為に頼りきりになりやすいのです。

　弱音を吐けないのは、それまでの人生経験も影響しているので、いきなり「愚痴りなさい」と言われてできるものではないのですが、それができるようになると状態は安定していきます。

　依存症の治療を受けにくる患者さんの話は、初めのうちこそ「やめられない」「どうすればやめられるか」などと、依存症そのものについての話題が多いのですが、長く通ううちに、うつ病などで受診される患者さんと変わらなくなっていきます。「このところ調子が悪い」「こんなことがあって……」などと、ごく一般的な泣き言や愚痴を言える治療関係ができてくる頃には、依存症は落ち着いていることが多いのです。

　人に依存するのは、決して悪いことではありません。むしろ安心して弱音を吐ける関係があるからこそ、健康的で自立した生活を送れるのです。

　愚痴を言う、その愚痴を「泣き言を言うな」「自己責任だ」などと言わずに耳を傾ける。そうしたことができる関係が広がっていけば、ものや行為に依存することなく過ごしやすくなっていくでしょう。

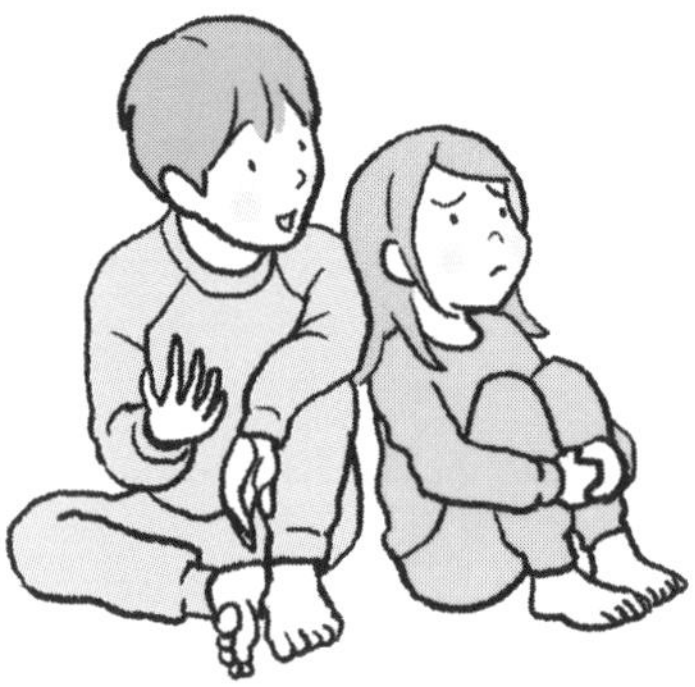

第5章

「予防教育」を考える

依存症は、未然に防げればそれに越したことはありません。
そのために伝えたいのは、
特定のものや行為だけに頼らない、「よい依存のしかた」です。
「悪いことをしてはダメ」という道徳教育にかたよることのない、
リスクの高い子どもにも届く予防教育が必要とされています。

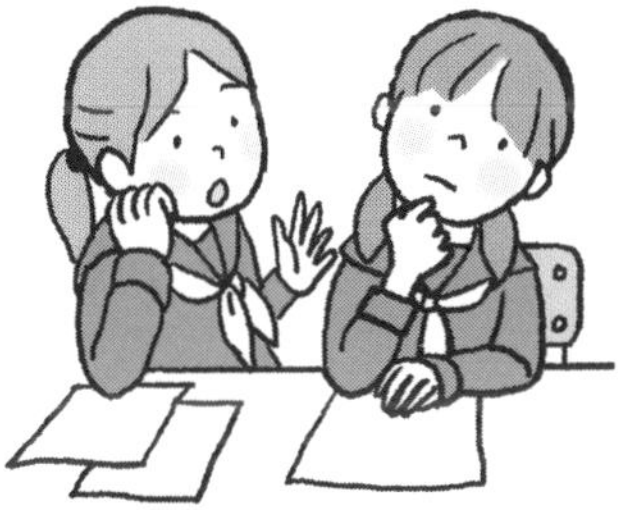

予防教育の現状

ハイリスクな子には響かない「ダメ。ゼッタイ。」

小中学校や高校でおこなわれている薬物乱用防止を目的にした教育は、必ずしも依存症への理解を深めるものとはいえません。むしろリスクの高い子どもを追い詰めてしまうおそれもあります。

現状は2本立て

教育現場での依存症予防教育は、保健体育などの授業でおこなわれるものと、違法な薬物の乱用防止を目的にした特別授業の2本立てで進められています。

一般教科の授業

保健体育の授業内で、喫煙、飲酒、薬物乱用が及ぼす心身への悪影響を教えたり、道徳の時間に、よからぬ誘いに対する上手な断り方を考えさせたりするなど、学習テーマの一つとして、依存症や薬物乱用の問題が取り上げられています。

特別授業としておこなわれる薬物乱用防止教室

警察職員や麻薬取締官OB、学校薬剤師など、外部講師をまねいておこなわれる特別授業は、犯罪として取り締まる側の視点から、「一度でも使えば、恐ろしいことになる」という論調で進められます。

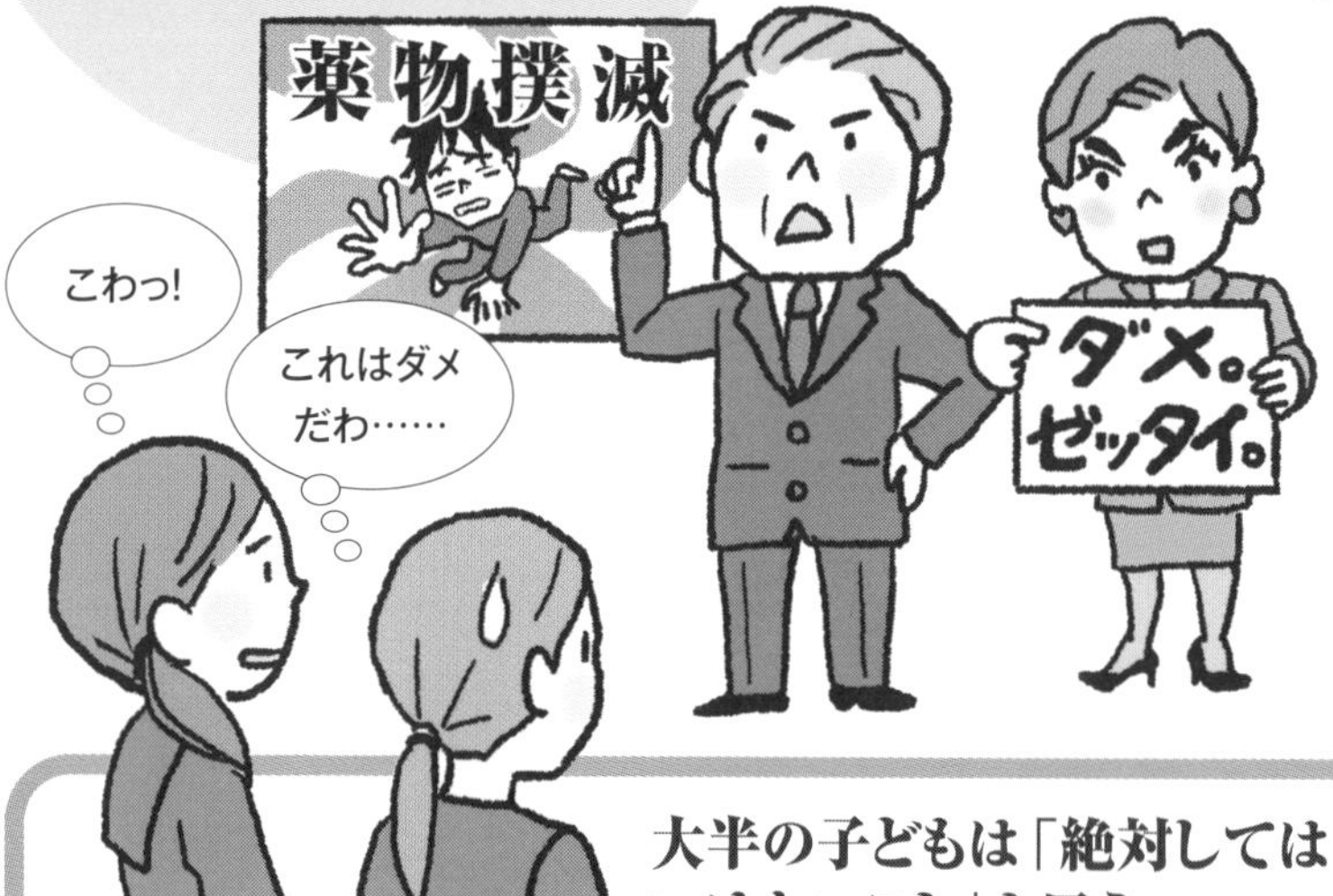
薬物撲滅
ダメ。ゼッタイ。
こわっ!
これはダメだわ……

大半の子どもは「絶対してはいけないこと」と思う

子どもの多くは、「これはまずい。手を出したらダメだ」という思いを強めますが、それはもともとリスクの低い子どもといえるでしょう。

リスクが高い子どもは「使いたい人は勝手に使えばいい」と考える

中高生における大麻の生涯経験率は0.3%。計算上300人に1人ほどは経験済みというわけです。未経験であっても、薬物乱用のリスクが高いと考えられる子どもはさらに多くいます。

彼らが実際に目にする経験者の多くは、むしろかっこよくて面倒見のよい人。しかも、初回の使用は拍子抜けに終わることが多いのです（→P18）。「嘘を教える大人」への不信感は募るばかりです。

▼薬物乱用・薬物依存症のリスクを高めると考えられる要因

- ●自傷経験（中高生の約1割は、故意に自分を傷つけたことがある）
- ●早くから飲酒や喫煙の経験がある
- ●市販薬を乱用したことがある
- ●身近な知り合いに、違法薬物を使った人がいる
- ●違法薬物使用の誘いを受けた経験がある
- ●親がアルコールや薬物、ギャンブルなど、依存症関連の問題をかかえている

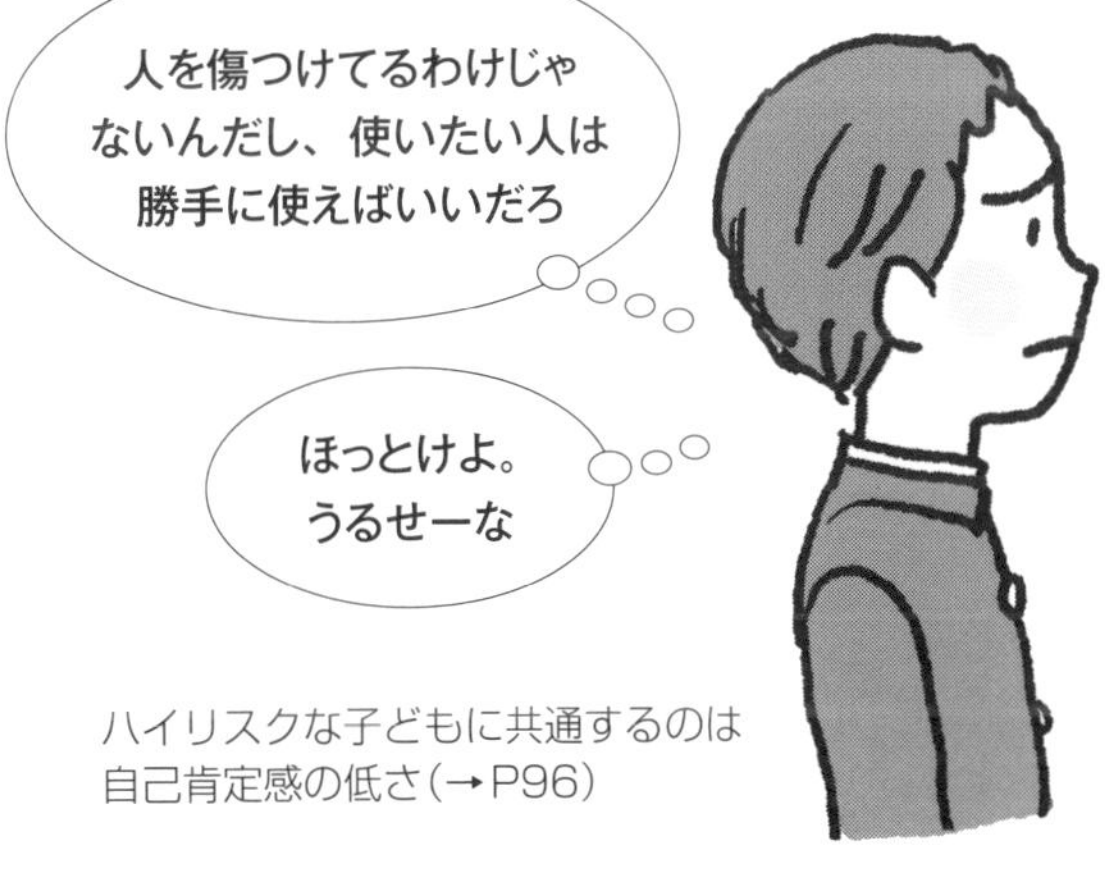
人を傷つけてるわけじゃないんだし、使いたい人は勝手に使えばいいだろ
ほっとけよ。うるせーな

ハイリスクな子どもに共通するのは自己肯定感の低さ（→P96）

脅しの予防教育で威嚇効果をねらう

小中学校や高校では、通常授業のなかで依存性物質について取り上げるとともに、「薬物乱用防止教育」が広く実施されています。

とくに特別授業として定期的におこなわれる薬物乱用防止教室は、国が進める「薬物乱用防止五か年戦略」に基づき、「児童生徒に薬物の危険性を強く印象づける効果」をねらうもの。教材では、薬物乱用の結果、薬物依存症に陥った人は、やつれきって錯乱状態にあるかのように描かれるのが定番です。

こうした、いわば脅しの予防教育が、刑罰による威嚇の効果を高め、初回使用のハードルを上げている面はあるでしょう（→P28）。

しかし、すでに依存性薬物を使用したことがあったり、身近に使用者がいたりする子どもには白々しい嘘に聞こえ、「自分は排斥される側」という思いを強めるだけ。「立派な大人」に対する不信感へとつながりがちです。

人を「排除していい」という空気感のもとに

薬物依存症に対するマイナス・イメージは、薬物そのものがもつ作用以上に、依存症からの回復を難しくする要因になっていると考えられます。

薬物乱用防止教育やキャンペーン

犯罪面を強調する薬物乱用防止教育やキャンペーンは、薬物依存症に対する世間一般のとらえ方に深く影響している可能性は否定できません。スティグマを増大させる面もあります。

薬物乱用で心身がボロボロになるぞ!

将来の夢も家族との暮らしも失うぞ!

ダメとわかって手を出したのだから自業自得

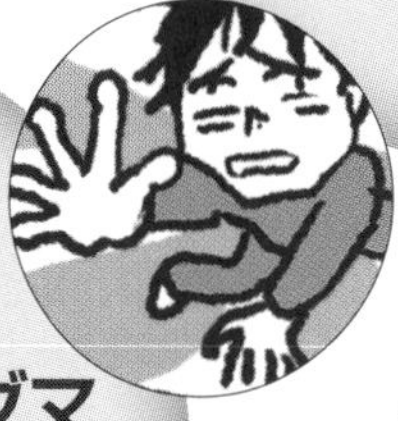

予防・回復を妨げる「スティグマ」の増大

スティグマ（烙印）とは、ある属性をもつ人に与えられるマイナス・イメージのこと。薬物依存症に対するスティグマは、必要な人に必要な支援を届きにくくしてしまいます。

薬物依存症者に対するパブリック・スティグマ

世間一般の人々がもつマイナス・イメージ。事実とは異なる偏見や決めつけが多数みられます。

凶悪犯罪を起こしやすい

人間をやめたヤツ

強烈な処罰感情

薬物乱用者を徹底的に叩きのめすことは、新たな乱用者を生まない抑止力になるという考えが根強くあります。また、違法薬物に手を出した人に対する強烈な処罰感情は、規範意識の高さの表れといえなくもありません。しかし、そこには集団リンチともいえるような残酷さがみられます。

排除もやむなし!

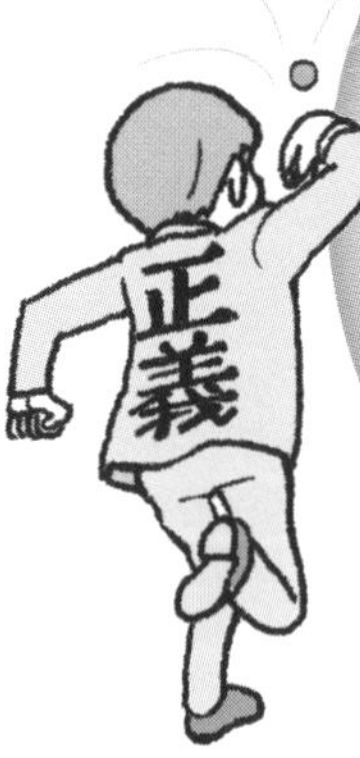

助けを求めにくい社会をつくりだすことに

学校での特別授業だけでなく、ポスターや漫画などといったかた

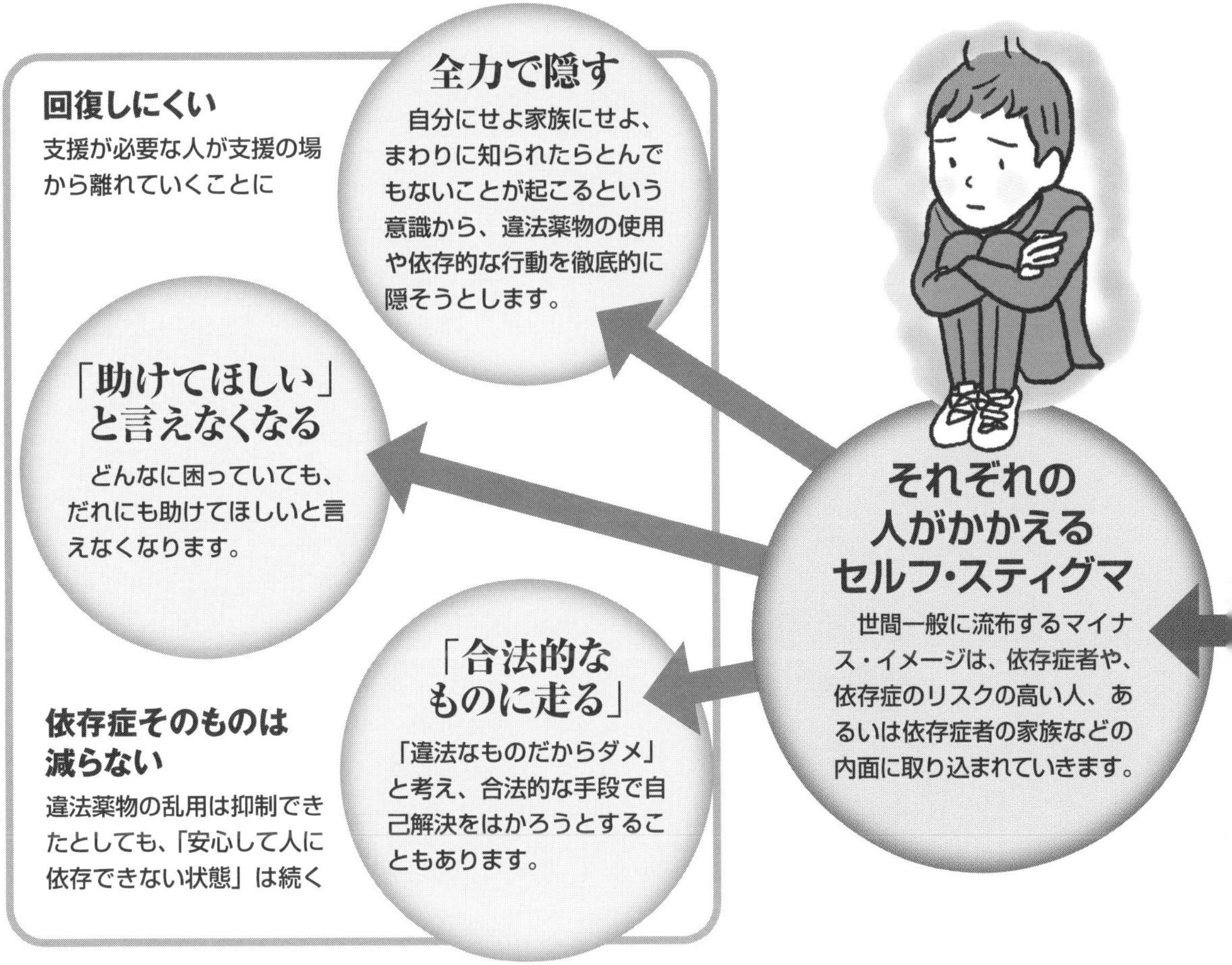
それぞれの人がかかえるセルフ・スティグマ
世間一般に流布するマイナス・イメージは、依存症者や、依存症のリスクの高い人、あるいは依存症者の家族などの内面に取り込まれていきます。
全力で隠す
自分にせよ家族にせよ、まわりに知られたらとんでもないことが起こるという意識から、違法薬物の使用や依存的な行動を徹底的に隠そうとします。
「助けてほしい」と言えなくなる
どんなに困っていても、だれにも助けてほしいと言えなくなります。
「合法的なものに走る」
「違法なものだからダメ」と考え、合法的な手段で自己解決をはかろうとすることもあります。
回復しにくい
支援が必要な人が支援の場から離れていくことに
依存症そのものは減らない
違法薬物の乱用は抑制できたとしても、「安心して人に依存できない状態」は続く

ちで、世間一般に向けた薬物乱用防止のためのキャンペーンがおこなわれています。

たとえば、ある自治体が作成した大麻乱用防止を目的にした漫画では、乱用者を「廃人」と呼ぶ人々の姿や、逮捕されテレビニュースで報じられた乱用者の家に罵詈雑言を書いた紙が貼られ、家族が自殺をはかる、などというシーンが描かれています。そこから伝わるのは、大麻の薬理作用そのものの恐ろしさではなく、「違法な薬物を使ったら最後、排除されて当然」という社会の空気感、そしてそれを「こうなるよ」と公的な機関が広めているという事実です。

薬物乱用と薬物依存症は必ずしも同じではなく、違法薬物を対象とする薬物依存症者は別扱いされる面もあります。しかし、「特定の属性があれば徹底的に叩き、排除してよい」という空気感の広がりは、助けを求めにくい社会のもとになりがちです。

必要なこと①

科学的根拠に基づく依存症予防教育を

依存性の高い薬物の乱用が心身に悪影響を与えるという点は、きちんと知らせる必要があります。同時に、乱用に結びつきやすい心の状態や、そうなったときの適切な対処法を教えていくことも大切です。

依存症を防ぐために教えたいこと

薬物問題の解決に必要なのは、「村八分にされるからダメ」という脅しではありません。科学的な根拠のある情報と、それに基づく対策です。

メンタルヘルス教育の一環に

対象を違法薬物に限定し、偏見を助長するような手法で薬物の恐ろしさを印象づけるより、メンタルヘルス全体にかかわる問題として依存症を取り上げるほうが、はるかに役立ちます。

依存症のしくみ、問題を幅広く取り上げる

依存性薬物の使用については、「違法な行為にあたる場合もある」という情報は必要でしょう。しかし、違法な薬物にかぎらず、市販薬でもアルコールでもゲームでも、乱用すれば「悪い依存」が生じます。より身近な問題として、考えられるようにしていくとよいでしょう。

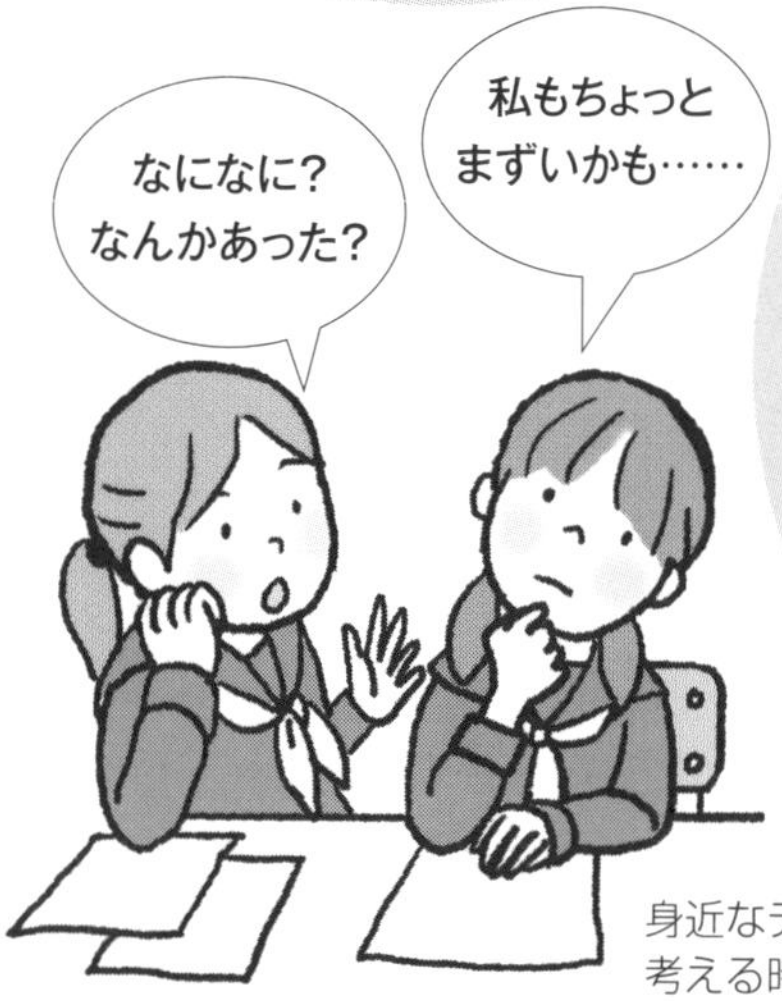
私もちょっとまずいかも……
なになに？なんかあった？

身近なテーマとして学び、考える時間にしていきたい

回復した当事者から話を聞く機会をつくる

支援が必要な人を支援の場から遠ざけるスティグマを減らしていく取り組みも、大事です。そのためには、スティグマを与えられている属性をもつ人の話を聞く、つまり薬物乱用を防止したいなら、回復した薬物依存症者の話を聞く機会をつくるとよいでしょう。

「薬物にはまっても回復できると油断し、薬物に手を出す子どもが増える」などと言う人もいますが、その考えに科学的な根拠はありません。

乱用・依存の背景にある心の問題への対応が必要な理由

違法な薬物を含め、特定のものや行為への依存が深刻化していく背景に心の問題があることは、さまざまな調査研究から明らかにされています。

違法・合法を問わず薬物やアルコールの乱用とうつ病が重なると、自殺のリスクが高まります。若い世代ほど、その傾向が高いこともわかっています。だからこそ頭ごなしに「ダメなものはダメ」と言うだけでなく、心の問題を適切なかたちで解決していく道筋を示す必要があるのです。

心のバランスが崩れることは珍しくない

4～5人に1人は、一生のうち、気分障害（うつ病など）、不安障害、物質関連障害（依存症）などの心の病気にかかる

予防はある程度可能

悩みがあるとき、早めに信頼できる人に相談すれば改善されることもある

治療・回復は可能

心の病気になったとしても、適切な治療を受けるなどすれば回復できる

困った状況を抜け出す適切な方法を伝えたい

困った行動は、本人が困っているときに現れやすくなります。困ったときにどうすればよいかがわからなければ、困っている子どもは、なんらかのかたちで自己解決・自己治療しようとします。お気に入りの方法がみつかれば、のめり込んでいくこともあるでしょう。のめり込む先として「違法な薬物はダメ！」と唱えるだけでは、困っている状況を変える力にはなりません。

必要なのは「こういうときは、こうするとよい」と伝えていくことです。さらに、それがうまくいかなかった場合にどうなるかを示すのも大事です。失敗したからといって、そこでおしまいというわけではない、回復できると示し続けることで、困った人＝困っている人は助けを求めやすくなるからです。

国としての取り組みにも、少しずつ変化はみられます。「薬物乱用防止」だけでなく、「依存症予防」を目的とした予防教育を進めていこうという事業も始まっています。

必要なこと②

困りごとのよりよい解決のしかたを示す

依存症は「安心して人に頼れない病」でもあります。だからこそ、困ったときは人に頼っていい、頼ればなんとかなるということを示し続けたいところです。

人に頼れない理由を考える

「困っているなら相談を」と言われて、「では、相談してみよう」と思える子どもばかりではありません。彼らには彼らなりの理由があります。

困った状況が当たり前になっている

客観的には逆境とされるような環境でも、そこにずっと置かれていれば当たり前の日常です。状況を変えられるとはなかなか思えないでしょう。

困っているのは自分のせいだと思っている

身近な人から傷つけられる経験をくり返していると、「自分が悪い」「自分は大切にされる価値がない」などと、自分を否定的にとらえる傾向が強まります。「自分のために、だれかになんとかしてほしいなんて言えない」と、声を上げにくくなります。

相談したら、余計ひどくなった

自分の苦しさを訴えたことはあるけれど、状況は変わらない、むしろ余計ひどくなった、「あなたにも非がある」と責められたなどという経験が、「だれにも頼れない」という思いを強めていることもあります。

自ら壊す

ようやく信頼できそうな人に出会っても、なかなか安心はできません。相手の本心を疑い、試すようなことばかりして、関係性が壊れていくことが少なくありません。

自己解決に走る

「やっぱり人には頼れない」と、ものや行為で自分を支えようとして、依存の程度が深まりやすくなります。

子どもばかりではない。そのまま大人になっていく場合も少なくない

信頼できる大人になるために大切なこと

「人に頼ってよかった」という経験がない子どもだからこそ、まわりの人は信頼できる大人として、適切に働きかけていく必要があります。気がかりな子を放置せず、困った状況にあるなら適切に介入していきましょう。

ハイリスクな子どもへの目配りを

家族関係がうまくいっていない様子がみられる、学校生活になじめない様子がみられる、「自分なんか」という自分を否定する傾向が強いなど、気がかりな点があれば、積極的に声をかけていきます。

決めつけずに話を聞く

飲酒、薬物乱用、自傷など、困った行動がみられたとき、まずは「なにがあったの？」と聞いてみましょう。必ず理由はあります。初めに善悪の判断を示すと口を閉ざしてしまいがちです。

一人でかかえ込まず、支援の輪を広げる

初めに話を聞くのがだれであれ、簡単に解決できる問題ではないと感じたら、一人で支えようとせず、ほかの人に相談しましょう。スクールカウンセラー、医師など、心の問題の専門家につなぐことも大切です。

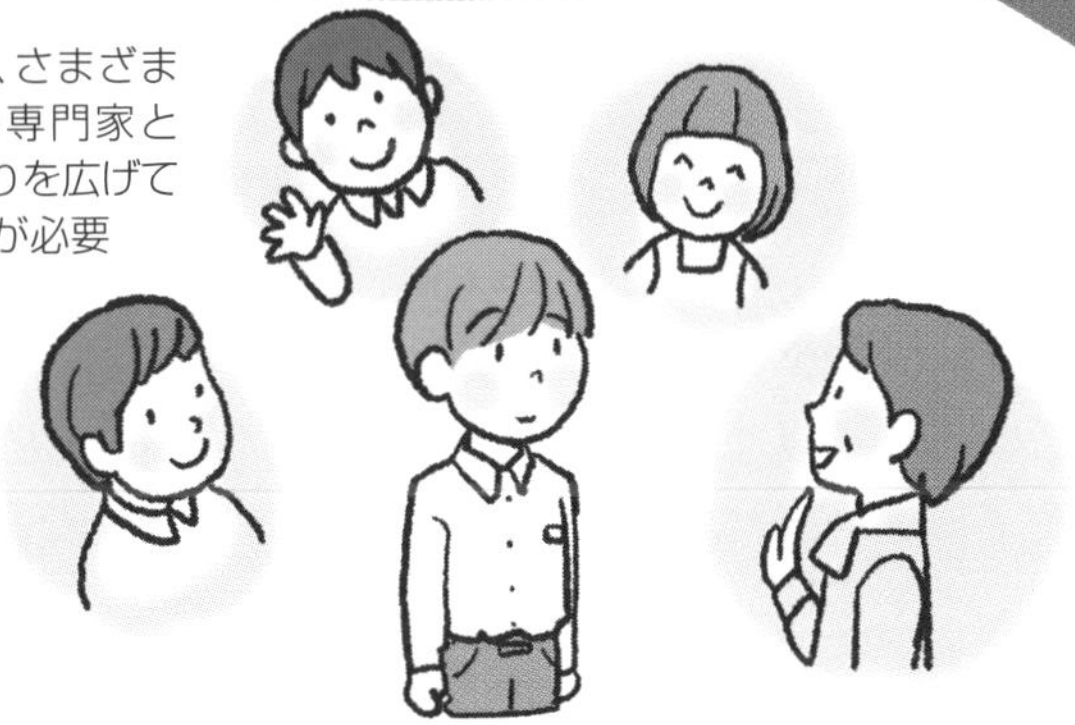

大人自身、さまざまな分野の専門家とのつながりを広げていくことが必要

「助けを求めてよい」と伝え続ける

困った状態に陥ったとき、困った、助けてほしいと声を上げれば、だれかがいっしょに状況を変える方法を考え、助けてくれるなら、特定のものや行為に頼らなくてもやっていけるでしょう。ですから、依存症を防ごうとするなら、子どもたちに「助けを求めていいのだ」と伝えていくのと同時に、助けるためにどうすればよいかを大人たちが学び、実践していく必要があります。

もちろん、いろいろな考え方の人がいます。たとえば薬物乱用者・依存症者へのバッシングを社会的正義と考えている人は、困っている子どもが相談する相手としては、あまり適切ではないかもしれません。子どもたちには、「最初の一人で『相談してもしかたがない』とあきらめない。話を聞いてくれる人は必ずいる」と伝えておくことも大切です。

COLUMN

「だれかの頼り先」になれるサポーターを育てよう

人に頼れる社会になればみんなが生きやすくなる

「だれでも依存症になりうる」というのは一面の真実ではありますが、予防教育を受ける立場にある子どもたちの多くは、心身ともに健康で、この先も依存症になるリスクは高くはないでしょう。

そうした子どもたちには、生きづらさをかかえる人を応援するサポーターになってもらいましょう。「だれかに頼ってもいい」というだけでなく、「あなた自身、だれかの頼り先になれるのだ」と伝えていきましょう。

ホッとできる、安心できる、うれしいと思うのは、身近な人のちょっとした一言だったりするものです。依存症者を断罪する人を増やすより、特定のものや行為に頼りきりになる前に声をかけてくれる人を増やしていくほうが、はるかに建設的です。そのためには、大人自身のふるまいにも改めるべきところがありそうです。

みんなが少しずつ、やさしい気持ちで人と接するようになり、ちょっとずつ頼り合える、人に頼ることを許容する社会になれば、みんなが生きやすくなります。みんなが生きやすい社会になれば、自ずと依存症は減っていくでしょう。

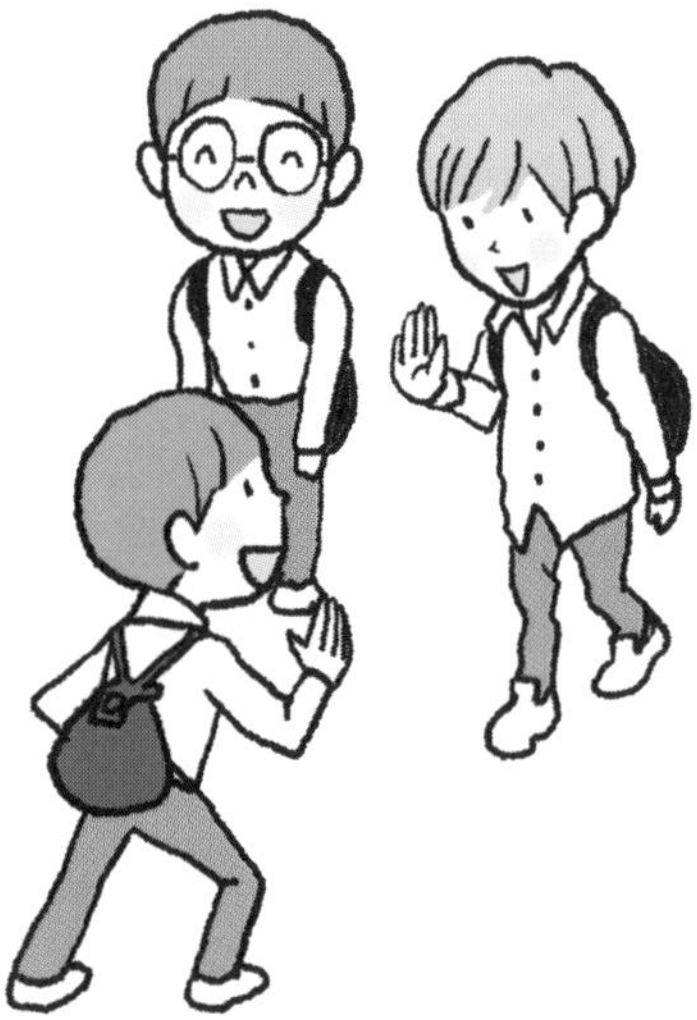

健康ライブラリー　イラスト版

依存症《いぞんしょう》がわかる本《ほん》

防《ふせ》ぐ、回復《かいふく》を促《うなが》すために できること

2021年6月29日 第1刷発行
2024年6月17日 第3刷発行

監　修	松本俊彦（まつもと・としひこ）
発行者	森田浩章
発行所	株式会社講談社 東京都文京区音羽二丁目12-21 郵便番号　112-8001 電話番号　編集　03-5395-3560 販売　03-5395-4415 業務　03-5395-3615
印刷所	TOPPAN株式会社
製本所	株式会社若林製本工場

N.D.C. 493　98p　21cm

KODANSHA

ISBN978-4-06-523723-6

■監修者プロフィール

松本俊彦（まつもと・としひこ）

国立研究開発法人 国立精神・神経医療研究センター精神保健研究所薬物依存研究部部長・同センター病院薬物依存症センターセンター長。1993年佐賀医科大学医学部卒業後、国立横浜病院精神科、神奈川県立精神医療センター、横浜市立大学医学部附属病院精神科、国立精神・神経センター精神保健研究所司法精神医学研究部、同研究所自殺予防総合対策センターなどを経て、2015年より現職。日本精神科救急学会理事、日本社会精神医学会理事、厚生労働省依存症対策全国センター共同センター長、日本学術会議アディクション分科会特任連携委員。『薬物依存症』（筑摩書房）、『よくわかるSMARPP』（金剛出版）、『アディクション・スタディーズ　薬物依存症を捉えなおす13章』（日本評論社）、『自分を傷つけずにはいられない　自傷から回復するためのヒント』（講談社）など、多数の著書・編著書がある。

■参考文献

松本俊彦・今村扶美著『SMARPP-24　物質使用障害治療プログラム』（金剛出版）

松本俊彦著『薬物依存症』（筑摩書房）

松本俊彦編『アディクション・スタディーズ　薬物依存症を捉えなおす13章』（日本評論社）

松本俊彦著『薬物依存臨床の焦点』（金剛出版）

松本俊彦・古藤吾郎・上岡陽江編著『ハームリダクションとは何か　薬物問題に対する、あるひとつの社会的選択』（中外医学社）

吉田精次＋ASK（アルコール薬物問題全国市民協会）著『アルコール・薬物・ギャンブルで悩む家族のための7つの対処法――CRAFT（クラフト）』（アスク・ヒューマン・ケア）

和田 清著『依存性薬物と乱用・依存・中毒　時代の狭間を見つめて』（星和書店）

厚生労働省ホームページ（依存症対策）

依存症対策全国センターホームページ

●編集協力　オフィス201　柳井亜紀
●カバーデザイン　望月志保（next door design）
●カバーイラスト　長谷川貴子
●本文デザイン　新谷雅宣
●本文イラスト　梶原香央里　千田和幸